DNA鑑定

――科学の名による冤罪

【増補改訂版】

天笠啓祐・三浦英明 著

緑風出版

DNA鑑定——科学の名による冤罪／目次

第Ｉ部　ＤＮＡ鑑定とは何か？

執筆分担

第1章・第2章・第3章・第7章・第8章　天笠啓祐
第4章・第5章・第6章・MCT118型鑑定の統計学的問題点・参考文献　三浦英明
DNA鑑定事件史・天笠啓祐・小見由香里

第Ⅰ部

DNA鑑定とは何か？

序章　DNAで何が分かるか？

広がるDNA利用

DNAの利用が広がっている。遺伝子治療、バイオ医薬品など医療への応用が最も盛んであるが、農業などでの応用も進んでいる。また、さまざまな分野でDNAを用いた診断や鑑定への応用も広がっている。とくにDNA鑑定は、これまで分からなかったことまで分かるようになり、マスコミでもよく取り上げられている。鑑定の範囲も、犯罪捜査だけでなく、考古学から親子鑑定まで、話題は尽きない。

最近とくに注目されたものに、恐竜の卵からDNAの断片を抽出した話があった。注目された理由は、話題になった映画「ジュラシックパーク」と類似していたからである。映画の場合、六五〇〇万年以上前の恐竜のＤＮＡを、吸血昆虫から取り出し解読し、ワニの卵に組み換えて復元する、というストーリーであった。

北京大学生命科学院の陳章良らのグループは、一億四〇〇〇年前から六五〇〇万年前までの間生きつづけたと思われる恐竜の卵からＤＮＡを抽出し、そのＤＮＡ型を、両生類、爬虫類、鳥類、哺乳類と比較したというもので、映画のように復元はとても無理だが、話題性は十分だった。

一九九一年にロシアで見つかった遺骨が、一九一七年に起きたロシア革命によって殺された、ニコライⅡ世一家のものか否かをめぐるＤＮＡ鑑定も話題となった。この鑑定を行ったのはイギリス内務省法医学研究所で、その際、一八九一年に起きた大津事件でのニコライⅡ世の血のついたハンカチが試料として用いられた。ハンカチの血痕は少ない上に変質していて役に立たなかったが、鑑定の結果は、ニコライⅡ世一家の遺骨であることであることがほぼ間違いないとされた。しかしニコライⅡ世夫妻と、上の三人の娘は確認されているが、末の娘と、後継者である長男は確認されておらず、謎は依然として残されたままである。

捕鯨の世界でも、ＤＮＡ鑑定が論議を呼んでいる。というのは、捕鯨に反対する自然保護グループが、日本で発売されている鯨肉をＤＮＡ鑑定したところ、「違法捕鯨か密輸の疑いがあるザトウクジラが入っている」と問題視したところから始まった。これを受けて、水産庁の遠洋水産研究所や財団法人日本鯨類研究所などが、ＤＮＡ鑑定を協力・実施することになったというものである。

ＤＮＡの情報を元に、人類の祖先を探る試みも活発である。最近ではとくに、二〇万年前にアフリカに登場した祖先を単一起源とする「アフリカ単一起源説」が有力になってきて、各地域で別個に登場したのか、それとも単一起源なのか論争も活発化している。

この人類の起源を探る試みは、通常行われている鑑定と異なり、細胞の中のミトコンドリアのＤＮＡを用いる。ミトコンドリアは、細胞の中にある粒状や棒状の小体で、二層の膜に囲まれ、多数存在している。なぜミトコンドリアが細胞の中にあるのか、不思議なことではあるが、エネルギーの供給源として大事な役割を果たしている。現在では、かつてバクテリアだったのではないかという説が有力視されている。

ミトコンドリアは、環状のＤＮＡをもち、約一万六五〇〇塩基対からできている。なぜこのミトコンドリアのＤＮＡの解読が人類の起源を探る上で重要な意味をもつかというと、このＤＮＡが母親からしか受け継がないからである。細胞の核を構成する染色体のＤＮＡの場合、両親から受け継ぐために歴史を遡るのが不可能なのに対して、母親からしか受け継がないことによってそれが可能になる。

その結果、「人類の祖先は東アフリカの女性である」ことが有力になってきた。これは、祖先を単一起源とする「アフリカ単一起源説」、または「ミトコンドリア・イブ仮説」と呼ばれている。このようにDNAの型を比較することで、さまざまなことが分かるようになった。

犯罪捜査で活躍

現在、このDNA鑑定が最も活躍しているのは、警察の犯罪捜査である。現場に残された血液や体液のDNAと、容疑者の血液のDNAの型が比較されるケースが最も多い。少し前の事件としては、ハワイでの藤田小女姫母子殺害事件や愛犬家連続殺人事件で話題になった。最近でも飯塚事件やオウム真理教事件の関連で注目を集めている。

藤田小女姫母子殺害事件では、ホノルル警察がDNA鑑定を実施し、DNAの型が一致したからといって、容疑者を犯人だと断定できるか否か、その是非をめぐって論争が起きた。アメリカでは、この事件の直前に、米フットボール界のスターが前妻殺しの容疑で起訴された、いわゆる「O・J・シンプソン事件」でも、現場に残された血液のDNA型とO・J・シンプソンのDNA型が一致したことが、証拠として能力があるか否か話題になった。しかしこの裁判は、DNA鑑定よりも人種差別の方が前面に出て、全米を巻き込んだ論争にまで発展した。そしてO・J・シンプソンは無罪になり、結果的にDNA鑑定の鑑定能力は否定された。

愛犬家連続殺人事件では、容疑者が借りていた車に付着していた血痕と、長野県塩尻市の農地に埋められていた被害者の遺体から採取した血液のＤＮＡ鑑定が行われている。オウム真理教が絡んだ犯罪の坂本弁護士一家殺害事件でも、発見された死体が一家のものか否かにこの鑑定が用いられ話題になった。

最もＤＮＡ鑑定導入に積極的な国、イギリスでは、一九九五年から、自分が父親であることを認めない男性に対して、ＤＮＡ鑑定を強制できる制度を導入した。また同時に、逮捕者のＤＮＡを強制的に採取する方針も取られつつある。

九五年一月に起きた、一五歳の少女殺人事件で、残された証拠が犯人の精液だけだったことから、知人・友人関係を中心に約二〇〇〇人もの男性がリストアップされ、ＤＮＡ鑑定が行われ、それによって犯人が絞られ、最終的に逮捕されるという事件が起きている。

マスコミでは、このＤＮＡ鑑定についてさまざまな表現が用いられてきた。「遺伝子指紋」「ＤＮＡ指紋」「ＤＮＡのタイプ」「遺伝子鑑定」「デオキシリボ核酸鑑定」「遺伝子（ＤＮＡ）鑑定」といったように、長い間、統一した表現がなかった。最も用いられてきたのが「ＤＮＡ（デオキシリボ核酸）鑑定」で、最近は「ＤＮＡ鑑定」で統一されるようになった。

なぜこれほどまでに統一した表現がなかったかというと、それはこの鑑定の歴史と深い関係がある。最初に用いられた鑑定方法は「ＤＮＡフィンガープリント法」というものだった。直訳すれば「DNA指紋法」ということになる。こうしてDNA指紋、遺伝子指紋といった言い方がまず登場した。次に登場したのがDNA型鑑定法である。いまはこの鑑定法が中心になっている。これについては後で詳しく述べる。現状では、DNA型鑑定というのが、最も的を射た言い方であるが、そのほかにもいくつかの鑑定法があり、これからも新しい鑑定法が開発されていくことになるので、DNA鑑定という言葉で統一されつつある。

マスコミにこのDNA鑑定が出てくるときには、必ずといっていいほど、「犯人逮捕の決め手」といった形容がつく。「スゴ腕DNA鑑定」（朝日新聞、九一年一二月三日）といった表現も登場したことがある。

また新聞で、この鑑定法を説明するときに、「血液型と組み合わせれば百万人の中から一人を識別することができる」（朝日新聞、九四年九月二四日）というように、なぜか一〇〇万人に一人という数字が一人歩きして、凄い識別能力を持った技術だということになっている。中には、「この方法で、判定をまちがう確率は一兆分の一とも言われ」（読売新聞、九一年一二月二五日）というとんでもない数字が出てきたこともある。

DNAという言葉から、多くの人は、間違いようのない「科学的」な鑑定という印象を受けてしまう。マスコミも例外ではないようだ。また一人一人の遺伝情報が違うことから、それを見分けることができるすごい鑑定法が登場した、と思っても不思議ではない。だが、現実は違う。鑑定が覆ったことも複数回あり、けっして「科学的」でない側面もある。本書はこのDNA鑑定を、四つの事件を通して検証しようというものである。

第1章　ＤＮＡ鑑定の誕生

ＤＮＡと遺伝子

ＤＮＡ鑑定に入る前に、どうしても避けて通れない問題がある。それはＤＮＡの基礎的な問題である。

ＤＮＡとは何だろうか。また遺伝子や染色体とは、どういう関係にあるのだろうか。またＤＮＡのどこを、あるいは何を鑑定に用いるのだろうか。

ＤＮＡ（デオキシリボ核酸）は染色体という形をとって、細胞の核を構成している。人間は、父親と母親から一組づつ、計二組の染色体を受けつぐ。一組の染色体は、二三対から構成されている。その二三対は、約三〇億という大変な数の塩基対から成り立っている。一つの細胞にある約六〇億の塩基対の総延長距離は約二メートルに達し、そのDNAが人間の細胞約六〇兆個のすべての核を構成していることになる。

DNAはどの生物にも共通で、二本鎖のらせん構造をもっており、その鎖の上に四種類の塩基が並んでいる（図1）。

その四種類の塩基とはアデニン（A）、チミン（T）、シトシン（C）、グアニン（G）で、その塩基が三つで、一つのアミノ酸を指令する。その三つの塩基の並びを遺伝暗号という。その暗号通りにアミノ酸が機械的につながっていき、特定の蛋白質がつくられていく。

こうしてつくられた蛋白質が、生体のさまざまな構造になったり、酵素となって物質を分解したり新しい物質をつくって、生命の活動が営まれることになる。

遺伝子はこのように、DNAに乗っている特定の蛋白質をつくるための情報であるということができる。

DNAの上に乗った遺伝情報は、まず情報の伝え役である伝令RNA（メッセンジャーRNA、mRNA）に写される。これを転写という。mRNAは細胞の中の小さな粒子であるリボソームに行き、その情報に基づいて転移RNA（トランスファーRNA、tRNA）がアミノ酸をつなげていくことになる。このことを翻訳という。アミノ酸がつながって蛋白質が合成されていくことになる（図2）。

図1　DNAの構造

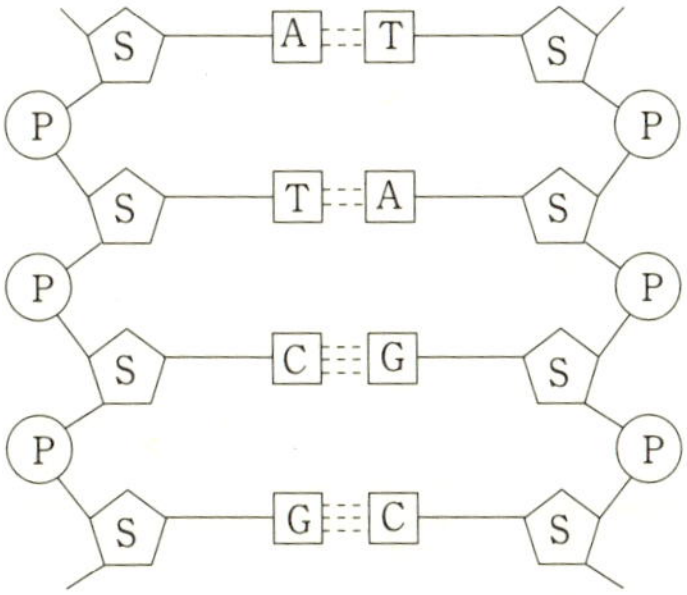

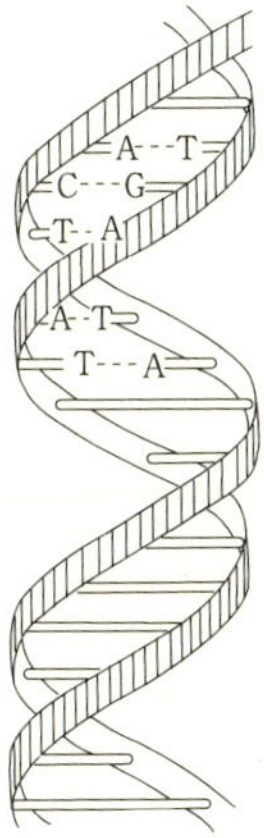

S=デオキシリボース
P=リン酸
A=アデニン
T=チミン
C=シトシン
G=グアニン

図2　遺伝情報の流れ

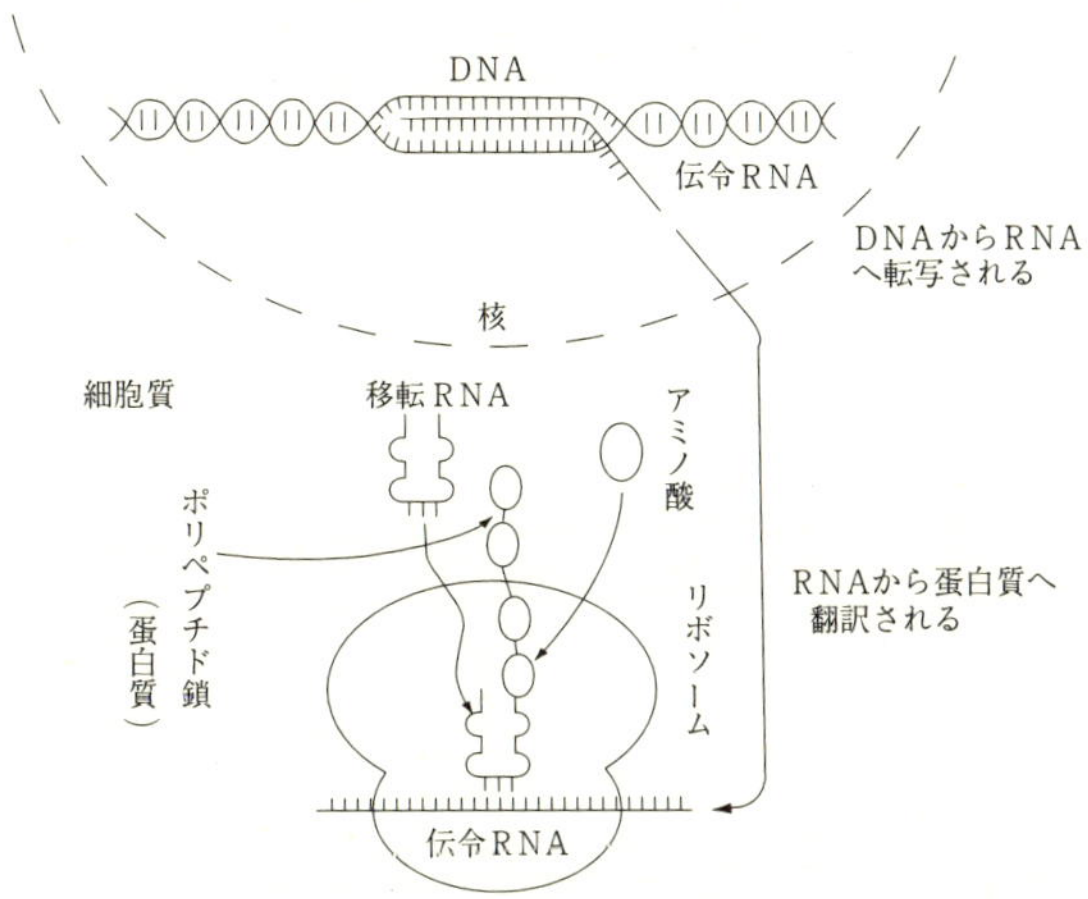

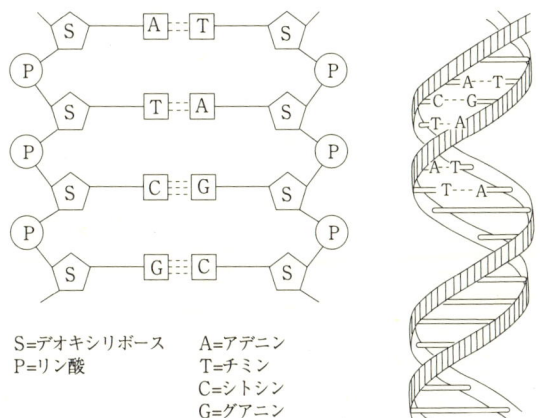

ジャンクDNAの役割

ＤＮＡには遺伝子として働いて、蛋白質を合成するところと、働いていない部分がある。人間の場合ほとんどの部分が働いていないと見られている。

ＤＮＡの中に遺伝子は約一〇万種類あると見られている。一つの遺伝子は平均で数千塩基対からできていると見られており、全塩基対の数パーセントから、多くて約三割程度しか遺伝子として働いていないというのが、いまのところの見方である。だが遺伝子として働いていない部分がなぜあるのか、まだ分かっていない。ＤＮＡ鑑定では、主として、この遺伝子として働いていないところが用いられる。

ＤＮＡで遺伝情報がのっている部分をエクソン、のっていない部分をイントロンという。このイントロンは、研究者の間ではジャンク、すなわち「がらくた」と呼ばれている。何のためにあるのか、よく分かっていないが、まったく意味がないかというと、そうでもないようである。

意味をもつ部分が、一部分かってきた。その代表例が、テロマーと呼ばれる、染色体の端に位置する部分である。

テロマーとは末端粒といわれているもので、ＤＮＡの二重鎖の両端についている。結び瘤のような状態になっていて、ＤＮＡの端をしっかり結んでおり、ほどけないようにする役割を果たしている。とはいっても材料はＤＮＡである。ＴＴＡＧＧＧ（Ｔはチミン、Ａはアデニン、Ｇはグアニン、いずれも塩基）という塩基配列が繰り返し並んでおり、しかも四〇〇〇塩基対もつづいた構造になっている。

このテロマーは通常のＤＮＡ合成酵素ではなく、テロメラーゼという酵素によってつくられている。テロマーがなぜ注目されるかというと、細胞が分裂を繰り返すたびにこの部分は短くなっていき、短くなるとＤＮＡは不安定になり、ＤＮＡの切断が起きたり、細胞死を招いたりするからである。すなわち老化の原因だと見られているのである。

細胞分裂のたびに短くなったテロマーを修復しようと、テロメラーゼが働くが、活動力がにぶく、その修復力が弱い。老化の原因は細胞の死である。その細胞の死をもたらすのがテロマーである。

では悪役かというと、そうではない。細胞が死ぬということは、生命の活動にとっては大切なことで、もし生きつづけてしまうと、全身がん細胞だらけになってしまう。このテロマーに注目して、いま老化やがん克服の研究が進められている。

そのほかの部分においては、イントロンの意味はまだ良く分かっていないが、その並び方を利用して、ＤＮＡ鑑定が行われている。

画期的だったPCR法の開発

ＤＮＡ鑑定のように、個々人によってＤＮＡの型が異なるところに注目して、それを利用する方法をＤＮＡの多型性利用という。多型性とは、さまざまな型があるといった意味である。ＤＮＡでは遺伝情報をもたない部分がほとんどを占めているが、その働いていない部分は塩基の配列が繰り返し出てくる所が多い。その繰り返しの数が個々人によって異なるため、その特徴を利用して、近くにある遺伝子を探す方法が発達してきた。

さらには目的とするＤＮＡを増幅し、次にそれをＤＮＡを切断する酵素である制限酵素でバラバラにして、それを電気泳動法で見る手法も開発された。制限酵素は特定の塩基配列のところでしか切断しないため、いろいろな長さの塩基対ができる。それを電気泳動法にかけると、ある模様ができる。その模様を見ながら探すという簡単な方法である。

ＤＮＡを大量に増幅させることは、最初は組み換えＤＮＡ技術を用い、大腸菌の中に増やしたいＤＮＡを入れて、大腸菌を培養する方法で行っていた。ところが、いまではＰＣＲ（ポリメラーゼ連鎖反応）法という増幅機械が登場して、いとも簡単にやってのけるようになった。Ｐ

CR法は、一九八三年にアメリカのベンチャー企業・シータス社のキャリー・マリスによって、その原理が考案された。PCR法が成功したポイントは、高温になっても活性を失わない酵素の発見だった。通常は高温状態になるとバクテリアは生きられないし、酵素は活性を失う。しかし温泉に生息するバクテリアを用いることで、DNAの大量増幅が可能になった。

キャリー・マリスはこのことでノーベル賞を受賞している。この原理に基づいて、八五年に実際の機械が開発された。

このPCR法は、DNAが二本鎖になっているのを利用したものである。温度を上げて、その二本を一本ずつに解きほぐしてやり、温度を下げてDNAポリメラーゼなどの合成酵素を働かせると、その一本ずつがそれぞれ二本鎖になり、また温度を上げて解きほぐすと、その二本の二本鎖が四本になる、というように倍々で増えていく原理を利用したものである。その際、人工合成されたプライマーという読みだし部分をつけることによって、それが可能になる。三時間で一〇万倍にまで機械的に増幅することが可能になった。

塩基配列の繰り返しに注目

DNA鑑定の特徴の一つに、どの細胞からでも鑑定できる点があげられる。卵子の中に精子が入り込み受精が起きる。この受精を出発点として細胞分裂が始まる。こうしてたった一つの受精卵から、六〇兆個の細胞から成り立つ体全体がつくられていく。そのため基本的には、すべての細胞に同じ染色体が存在するのである。

ある種の細胞、とくに体の構成に関わるものは、胎児や赤ちゃんの段階で分裂がストップしてしまう。また、ある種の細胞、例えば骨髄細胞などは、一生分裂をつづける。そういった差はあってもすべてに同じ染色体があるため、髪の毛一本からでも鑑定できる点に、最大の特徴がある。

とはいっても生殖細胞だけは、減数分裂するため、二組みある染色体のどちらか一組しか入っていない。警察の犯罪捜査でよく用いられる精液の場合、精子の中には一組ずつの染色体しかないが、両方が混在している状態であり、他の細胞と同じように鑑定できることになる。

DNAの多型性の特徴の一つに、親から受け継がれるという点がある。父親と母親から一組ずつ染色体を受け継ぐ。そのため遺伝情報が乗っていない塩基配列での繰り返し部分で、その繰り返しの数も、父親のものと母親のものと一つずつを受け継ぐことになる。

例えばある部分での繰り返しの数が、父親の場合一八と二五であり、母親の場合一五と三〇とすると、子どもにでてくるパターンは、一八と一五、一八と三〇、二五と一五、二五と三〇の四通りが考えられ、それ以外はない。子どもが、どのパターンを受け継ぐのか、その確率は二五%ということになる。この繰り返しの部分に注目したのがＤＮＡ鑑定である。

現在ＤＮＡ型鑑定でよく用いられている部分は、第一染色体のＭＣＴ１１８というところで、ＧＡＡＧＡＣＣＡＣＣＧＧＡＡＡＧ（Ｇはグアニン、Ａはアデニン、Ｃはシトシン）という塩基配列が繰り返し出てくるところである。このように繰り返し出てくる配列のことを、ミニサテライト、あるいはＶＮＴＲ（Variable Number of Tandem Repeat）という。

サテライトとは、単純配列を意味し、ミニサテライトとは、その配列の長さが短いものをいう。ＭＣＴ１１８の場合、塩基が一六文字並んでいるが、もっと短く五文字以下の塩基配列を、マイクロサテライトという。

このＭＣＴ１１８を用いた鑑定法が日本で採用されたのは、九〇年のことである。その前には、ＤＮＡフィンガープリント法が採用されていた。その名の通り、ＤＮＡ指紋法ともいわれる、このフィンガープリント法について簡単に触れておこう。

フィンガープリント法とは

一九八五年に、イギリスの人類学者Ａ・Ｊ・ジェフリーズによってＤＮＡフィンガープリント法が開発された。科学警察研究所のレポートによると、この年に次々とさまざまなＤＮＡ鑑定の方法が開発されたことになっている。

このフィンガープリント法では、ミオグロビン遺伝子の中のミニサテライト（あるいはVNTRといわれる部分）に着目した。ミオグロビンとは、筋肉細胞にあるヘモグロビンに似た蛋白質で、その遺伝子に注目したのである。

しかしこのミニサテライトは、ミオグロビンの遺伝子以外にも多数存在し、そのため一回の鑑定で数十本のバンドを検出してしまう。このように多数の部分を拾ってしまう方法を、マルチローカス法という。マルチローカスとは、多数の場所という意味である。この方法のメリットは、指紋同様に個々人によってパターンが異なる点にあった。そのため、フィンガープリント法という名前がつけられた。

しかし、そのことが弱点にもなった。どのバンドがどの部分に当たるか分からないため、DNAがちょっと分解していたり変性していたりすると使えなかった。また一度目と二度目でつくられるパターンが異なるなど、再現性に乏しいところにも問題があった。

科学警察研究所がこのDNAフィンガープリント法を使用し始めたのは、一九八五年ということだから、開発と同時に使用し始めていることになる。DNAフィンガープリント法が使用された事件として、最も有名な事件が、八九年に東京・埼玉で起きた幼女連続誘拐殺人事件である。またはM君事件ともいわれている。

八九年六月一一日、埼玉県の宮沢湖霊園で幼女のバラバラ死体の胴体部分が発見された。この死体が五日前に失踪していた東京都江東区のA子ちゃんか否かを調べるために、DNAフィンガープリント法で父親・母親の血液と死体の組織とが比較された。鑑定を行ったのは、この方法に絶対の自信を持っていた、当時は東大、現在は帝京大の石山昱夫教授だった。しかしこの鑑定は「親子ではない」と出た。

この結果に驚いたのが鑑定を依頼した警察だった。もし「親子ではない」となると、警察が描いたシナリオと異なり、M君はこの事件で無罪になってしまうからである。後に、鑑定を変えて、鑑定結果が覆されていくのである。

このDNAフィンガープリント法は、一九八九年には使用中止となっている。なぜ中止されたかというと、この鑑定方法では、再現性に乏しく、古い血液や体液が使えないなど、犯罪の鑑定に向いていないことによる。こうして犯罪の鑑定にはDNAフィンガープリント法、つまりマルチローカス法は利用されなくなり、シングルローカス法が利用されるようになったのである。

DNAフィンガープリント法にとって代わり、使われるようになったのが、シングルローカス法の一つであるMCT118法である。この方法も一九八五年に開発されている。科学警察研究所が使用を開始したのは、一九九〇年のことである。

その他に、免疫の型を利用したＨＬＡＤＱα型鑑定法がやはり、一九八五年に開発されている。これも一九八九年から使用開始となり、現在も使われているが、どちらかというと補足的な使われ方である。その他の方法も開発されつつあり、一九八一年に起きた女子短大生が殺された「大分みどり荘事件」では、裁判の過程でＤＮＡ鑑定が行われることになり、科学警察研究所方式ではなく、同じＤＮＡ型鑑定ではあるが、ＡＣＴＰ２法といわれるものが用いられた。その他にも、次々とシングルローカス法での新しい鑑定方法が開発されてきている。ＤＮＡ鑑定では「ＭＣＴ１１８」というようにアルファベット文字と数字が登場してくるが、それはＤＮＡのどこの場所かを示す「番地」である。

次に、現在最も用いられている、ＭＣＴ１１８法を中心に、ＤＮＡ鑑定とはどんなものかを見ていくことにしよう。

第2章　ＤＮＡ型鑑定の実際

ＭＣＴ118法とは？

現在、警察が最も用いているＤＮＡ鑑定の方法が、ＤＮＡの型を鑑定するＭＣＴ118法である。

このＭＣＴ118法が用いられた代表的な事件が、「足利事件」である。一九九〇年五月一二日、足利市の保育園児Ｍちゃんが、父親がパチンコに夢中になっている間に何者かに誘拐され、翌日パチンコ店の近くを流れる渡良瀬川河川敷で死体となって発見された事件である。そして幼稚園の園児送迎バスの運転手をしていたＳ容疑者が、翌年に逮捕された。この逮捕の決め手となったのがＤＮＡ型鑑定だった。

この「犯人逮捕」に際し、マスコミはこぞってDNA鑑定の威力をたたえた。しかし、そのほかには証拠もなく、証人もおらず、DNA鑑定だけが唯一の決め手という極めて異例の事件だった。S容疑者は何がなんだか分からないまま、犯人とされて逮捕され、「DNA鑑定が一致した」ことで自白を強いられた。第一審の宇都宮地裁では、DNA鑑定の実効性を認める判決が出された。現在、裁判は、東京高裁に移り、この鑑定の是非が争われ、九六年一月一八日結審を迎えた。

DNAフィンガープリント法は、多数の場所を同時に拾うマルチローカス法であることは、すでに述べた通りであるが、このマルチローカスに対応した言葉が、シングルローカスということになる。ある特定の部分一個所だけを拾い上げる方法であり、MCT118法などのDNA型鑑定が行われている。MCT118は第一染色体にあり、どのような塩基配列が繰り返されているかも、すでに述べた通りである。

その部分を判定するために用いられている方法が、サザンブロット・ハイブリダイゼーション法である。

サザンブロットのサザンは、一九七五年にE・M・サザンによってこの方法が開発されたことからつけられた名前である。寒天やコンニャクなどでできたゲル（ゼリー状に固化したもの）に電圧をかけて、DNA断片を動かす方法である。このようにDNA断片を動かすことをサザンと呼び始めたことから、後にＲＮＡ断片を動かすことをノーザンというようになった。また、ブロットは、固定を意味する。

ＤＮＡを制限酵素というＤＮＡを切るハサミで切断し、電気泳動法にかける。ＤＮＡ断片に電圧がかかると、マイナス極からプラス極に向かって移動を始める。その際、寒天やコンニャクのようなゲルに入れて行うと、その断片は引っかかりながら進むため、長い断片は余り進まず、短い断片は遠くまで進む。その泳動距離を見ることで断片の長さを見分けることができる。これが通常よく見かける、ＤＮＡのバンドである。

こうしてＤＮＡのバンド状の模様を見ることができる。このＤＮＡをアルカリで変性させ、一本鎖の形にして、ニトロセルロースの特殊なフィルターに吸着し、固定する。この固定することをブロッティングといい、ここからサザンブロットのブロットという言い方が出てきた。そしてバンド状の模様で見ることをサザンブロットという。

そのバンド状に固定したものから特定のものを拾い出す方法が、ハイブリダイゼーションである。固定化した一本鎖のＤＮＡとちょうど対をなすような一本鎖のＤＮＡかＲＮＡがあれば、ぴったりくっついて二本鎖になる。その性格を利用したものである。探したいＤＮＡとちょうど対をなす一本鎖のＤＮＡかＲＮＡを用いる。その対をなす一本鎖のＤＮＡかＲＮＡには、放射能か蛍光で標識をつける。そのような標識がつけられた一本鎖ＤＮＡやＲＮＡを、プローブという。

そのプローブと目的としたDNAの二本鎖をつくらせる。この二本鎖にすることをハイブリダイゼーションという。放射能で標識された場合、そのフィルターをエックス線フィルムに感光させると、プローブがついたDNAだけが検出される。こうして目的とするDNAの断片を検出することができるのである。

このサザンブロット・ハイブリダイゼーション法は、DNAを扱う場合の基本的な技術であり、DNAフィンガープリント法など、その他のDNA鑑定でも一般的に用いられている。

HLADQα法とは

補足的に行われているDNA鑑定に、HLADQα型がある。この鑑定法の場合、当初はサザンブロット・ハイブリダイゼーション法で行われていたが、現在は、バンド状ではなく、ドット状の模様で見るようになった。これをドットブロット法と呼んでいるが、基本は同じである。

このHLADQα型鑑定でいう、HLAとは、ヒト白血球抗原のことである。人間の組織細胞のほとんどすべてにある抗原で、白血球を用いて判定することから、この名前がある。臓器移植で拒絶反応を引き起こすか否か、その成否の鍵を握る抗原である。もし型が合わないと、臓器の抗原に対して、抗体が激しく攻撃を加えて臓器が働かなくなってしまう。このHLA遺伝子も多型性をもち、臓器移植がうまくいくか否かは、この抗原が合うか否かが重要な意味を持っている。この方法は、他のDNA鑑定と異なり、DNAで意味を持たない、いわゆるジャンクの部分ではなく、遺伝子の部分が用いられていることになる。

臓器移植では、この拒絶反応を克服するために、免疫抑制剤が用いられている。しかし免疫を押さえてしまうことは、体全体の防衛能力を低下させてしまうことになる。

そのため、他方で、なるべく拒絶反応が起きにくい相手を探すことが必要である。そこでHLAが合うか否かの検査、組織適合検査が行われている。しかし適合する相手がなかなか見つからないのが現実である。HLA遺伝子はそれほど多型性をもっているのである。そのため、臓器移植を進めようとする際には、移植ネットワークをつくり、可能な限り多数の人々のHLA型の情報を集めておく必要がある。このような組織適合検査の発達が、HLA型をDNA鑑定に用いる道を開いた。

このHLAは、クラス1抗原とクラス2抗原に分類され、クラス1抗原遺伝子にはA、B、Cなどの領域が、クラス2抗原遺伝子にはD、DR、DQ、DPなどの領域がある。そしてHLADQの領域にはさらに、αとβの二種類がある。このHLAを支配する遺伝子は第六染色体にあり、その遺伝子の多型性に注目したのがＨＬＡＤＱα型鑑定である。

このＨＬＡＤＱαは、その全体の塩基配列が分かっており、六通りの配列、二一のタイプがある。人によってそのタイプが違うところを利用している。

実際の鑑定の方法

では実際にどのように鑑定が行われていくのだろうか。現在最も活用されているＤＮＡ型鑑定ＭＣＴ118法について見ていくことにしよう。

科学警察研究所の資料によると、ＤＮＡ鑑定が行える条件は、血液の場合は、血痕の大きさで二ミリメートル四方以上か、一マイクロリットル以上の量で、しかも六カ月以内のものでなければならない。精液の場合は、下着やちり紙に付着した精液斑で三ミリメートル四方以上、一年以内のもの、身体組織の場合は二ミリメートル角以上の大きさで腐敗が比較的少ないものでなければならない。

採取されたそれらの資料は、冷蔵庫か冷凍庫で保存され、科学警察研究所に送られ、分析される。科学警察研究所では、まずＤＮＡを分離するために、その他のものを除去する作業が行われる。これが結構手間のかかる作業なのである。もし、微生物などのＤＮＡが混入していれば、それだけで鑑定はできない。

その後、先ほどの順番にしたがい、DNAにプライマーが加えられる。プライマーには二つの役割がある。一つは部位を特定することであり、もう一つは増幅する際の読み出しの役割を果たしている。こうしてMCT118の部位のみがPCR法によって増幅される。そして電気泳動法にかけられ、バンドパターンをつくりだされる。ハイブリダイゼーションで目印がつけられ、写真撮影が行われ、その写真でもってDNA型の判定が行われる。

MCT118型の場合、塩基配列の繰り返しは、父親と母親の両方から受け継いでおり、二つのパターンが出てくることになる。それを見て鑑定を行う。

MCT118型などのDNA型鑑定の場合、最大の問題は繰り返しの頻度である。父親・母親の両方から一つずつ繰り返しの数が受け継がれているため、その二つの繰り返し数の組み合わせが、何人に一人の割合かが問題になる。

あるパターンは一〇〇人に一人かも知れないし、あるパターンは一〇〇〇人に一人かもしれない。「足利事件」の鑑定によると、幼女の下着に付着していた精液とS容疑者のDNA型が一致したことになっている。それはMCT118型で一六と二六の繰り返し数であった。科学警察研究所による「日本人三八〇人における頻度分布」で、一六回繰り返す頻度は四・七％、二六回繰り返す頻度は八・九％である。

そのため、それを組み合わせた16―26型の人は、その掛け合わせであり、〇・八四%ということになる。一一九人に一人の割合である。このDNA型の頻度に血液型鑑定による血液型の頻度を加えると、その両方の型を持つ日本人は、一〇〇〇人に一・二六人だということで、これが犯人の決め手となったのである。

しかし足利市の人口は、約一六万人であり、足利市だけでもDNA型が合う人は一三四四人で、男性はその半分ということになる。血液型・DNA型が合う人でも二〇〇人以上いることになり、他の地域まで考えていくと、とても犯人決め手の鑑定にはならない、そこが最大の問題なのである。

しかも地裁が判決の根拠とした一〇〇〇人に一・二六人という確立は、その後大きく変わってきた。科学警察研究所が地裁に提出した「日本人三八〇人における頻度分布」は、その後サンプル数が増え、「七六二人」「一九一四人」となった。それにともなって出現頻度も、「一〇〇〇人に二・五人」「一〇〇〇人に五・四人」と増え続けたのである。足利市内だけで、血液型・DNA型が合う人は九〇〇人以上いることになったのである。

しかも、このサンプルの選び方に問題がある。科学警察研究所関連のきわめてかたよった選び方をしたことが考えられるが、本来は無作為抽出で、乱数表を使って選ぶ必要がある。そして何より、サンプルの絶対数が少なすぎることがあげられる。

また、人種や民族での違い、地域や集団での違いも考慮することが必要である。足利事件の判決の時点では、科警研はまだ地域差の検証は発表していなかった。頻度分布が人種や民族、地域や集団によってかなり異なっていることから、アメリカのような多民族国家ではＤＮＡ型鑑定は高い評価を得ることができず、Ｏ・Ｊ・シンプソン事件のようにその判定能力が争われることになる。日本もまた外国人労働者が増えるなど、多民族化が進んでおり、頻度分布で民族性の問題も出てきている。ＤＮＡ型鑑定は裁判の証拠として「絶対的な力」をもつものではない。

ＤＮＡ型鑑定は、血液型鑑定と同様にあくまでも型の判定であり、一人一人を見分ける個人識別ではない。そのためＤＮＡ型が違えば「犯人ではない」ことがはっきりするが、ＤＮＡ型が同じだからと行って「犯人である」ということはできない。その点では、従来の血液型鑑定等の鑑定を補足する意味があるだけである。犯人決め手の確率を高くすることはできても、犯人だと確定できないのである。

現在鑑定は、ＤＮＡ型に血液型を組み合わせて確率を高める方法が用いられている。これまでのＡＢＯやルイス式、ＲＨ型などの血液型の違いにＤＮＡ型を加えることで、出現頻度が少なくなることを利用したものである。

しかしそれにしても、犯人決め手の確率がかなり高くなるとはいっても、犯人だと確定できないことには変わりない。

鑑定は間違いだった

最近問題になったもう一つのＤＮＡ鑑定の方法に、ＡＣＴＰ２法がある。なぜ問題になったかというと、鑑定の結果「クロ」と出たにもかかわらず、判決で「無罪」となったからである。その間違った鑑定が出た事件が、「大分みどり荘事件」である。

一九八一年六月二七日、大分市のみどり荘二〇三号室でこの事件は起きた。被害者は、そのアパートに住む女子大生Ａ子さんだった。Ａ子さんは大分県立芸術短大音楽科の二年生で、姉のＢ子さんと一緒に住んでいた。

その日は大分工大との合同コンサートが行われ、二人ともそれに参加した。コンサートの後の打ち上げが終ったが、Ｂ子さんは二次会に残り、Ａ子さんは一足先に帰宅した。Ｂ子さんが約一時間半後に帰宅した時Ａ子さんはすでに死亡していた。

Ａ子さんは、下半身裸で仰向けになって倒れていた。首には、その日着ていたズボンが巻きつけられていた。検死の結果、暴行を受けた上で絞殺されていたことが分かった。

犯人が残したものというと、Ａ子さんに付着していた体液と被害者が吐いた唾の中に混入していた血液だけだった。

重要参考人として隣室の輿掛良一《くつかけりょういち》さんが追及された。そして彼は、八二年一月一四日には逮捕されるのである。輿掛さんは一三回公判から犯行を否認し、移行ずっと無罪を主張した。しかし八九年三月九日、大分地裁は無期懲役の判決を出したのである。有罪の有力な決め手となったのが、事件後、被害者の部屋の中から掃除機を用いて採取した毛髪の中に輿掛さんのものがあったという点だった。

九一年に控訴審で、福岡高裁は、裁判長の職権でその毛髪のＤＮＡ鑑定を依頼した。輿掛さんは、「これで自分の無罪がはっきりする」と思った。このＤＮＡ鑑定では、時間が経っていたことから、科学警察研方式が使えなかったため、鑑定は筑波大学の三沢章吾教授に依頼された。

その三沢教授が採用した方法が、ＡＣＴＰ２法だった。彼の鑑定は、七十数本の体毛の内一本が輿掛さんのものと一致した、というものだった。輿掛さんは、これを知ってびっくりしたのである。

しかしよく見ると、その「一致」は極めて曖昧なものであり、鑑定のずさんさが浮かび上がってきた。しかもＤＮＡ型が一致したとされた毛髪が、当時髪の毛を短くしていた輿掛さんのものとは思えない、長いものだったことが分かり、三沢教授の鑑定の誤りがはっきりし、輿掛さんの無罪は確定したのである。

この事件で用いられたDNA鑑定の方法であるACTP2法は、第六染色体のβ―アクチン関連プロセス遺伝子にある、繰り返されているGAAAの塩基配列をみるものである。アクチン遺伝子は、筋肉収縮にかかわる蛋白質をつくる遺伝子で、六種類ある。プロセス遺伝子は、遺伝子のような形はしているが、実際は働いていない偽遺伝子のことである。β―アクチン遺伝子には二〇種類以上の偽遺伝子があるが、その中で繰り返されているGAAAの塩基配列をみるのが、ACTP2法である。

科学警察研究所方式であるMCT118型鑑定では、ミニサテライトを用いているため、古い試料の鑑定には使えないため、このACTP2法のようなマイクロサテライトが用いられた。ミニサテライトのように長い塩基配列の繰り返しではなく、二～五個の塩基配列が繰り返されるマイクロサテライトを用いると、PCR法で増幅しやすく、しかも少し古くなった試料でも鑑定に使えるからである。

しかし、この方法には致命的な欠陥がいくつもあった。まだ確立した方法ではなく、検定法が標準化されていなかったのである。潜在的なエラー率も測定されていなかった。しかも確率計算の基礎となる有効な日本人の頻度も示されていなかった。

まだ未熟な方法であり、ミスも起こりやすい状態で鑑定が行われた。その結果、間違った鑑定になったのである。
しかし間違ったですまないのが、犯人にされた輿掛さんである。

これからのＤＮＡ鑑定

これからのＤＮＡ鑑定は、マイクロサテライトを用いた、シーケンス法が中心になっていくように思われる。シーケンス法とは、塩基を一文字ずつ読んで解読していく方法である。

ミニサテライトではなく、二〜五個の塩基配列が繰り返されるマイクロサテライトが用いられるようになれば、ＰＣＲ法で増幅しやすく、しかも少し古くなった試料でも鑑定に使える。またシーケンス法を用いれば、塩基配列の塩基一文字ずつを解読していくことができ、正確さが増すからである。

しかし正確さが増せば増すほど、問題点も増えていく。とくに問題になっていくのがプライバシーの侵害から、どのように個人を守っていくかという問題である。ＤＮＡという究極の個人情報が集中管理されていくことは、日本のように個人情報の保護制度が不備な国においては、情報ファシズムにつながっていく。

また鑑定は絶対的なものではなく、いつも間違いを前提に考えるべきである。事実、ＭＣＴ

118型の場合、バンドパターンの隣にあって、繰り返し数を測る物差しである、ラダーマーカーが本当の繰り返し数を現していないことが分かったのである。鑑定としてさんざん利用された後のことだった。例えば、足利事件でのS容疑者のDNA型は16―26型だとされていた。ところが、それが違っていたことが分かった。九三年にそれまで使われていた123塩基ラダーマーカーを止め、シータス社製のアレリック・ラダーマーカーへの変更が行われた。その結果、16―26型は、18―30型に変更され、日本における出現頻度も変わってしまった。

これまでは、DNA鑑定の概略を見てきたが、次に実際に起きた四つの事件を通して鑑定とはどんなものか、また、その問題点は何かについて見ていくことにしよう。その事件とは、「足利事件」「大分みどり荘事件」「幼女連続誘拐殺人事件」「飯塚事件」である。

第3章　絵で見るDNA型鑑定
——科学警察研究所・MCT118法による

1 血痕や体液のついた衣服などを細かく切って、DNA抽出用試薬を加える。

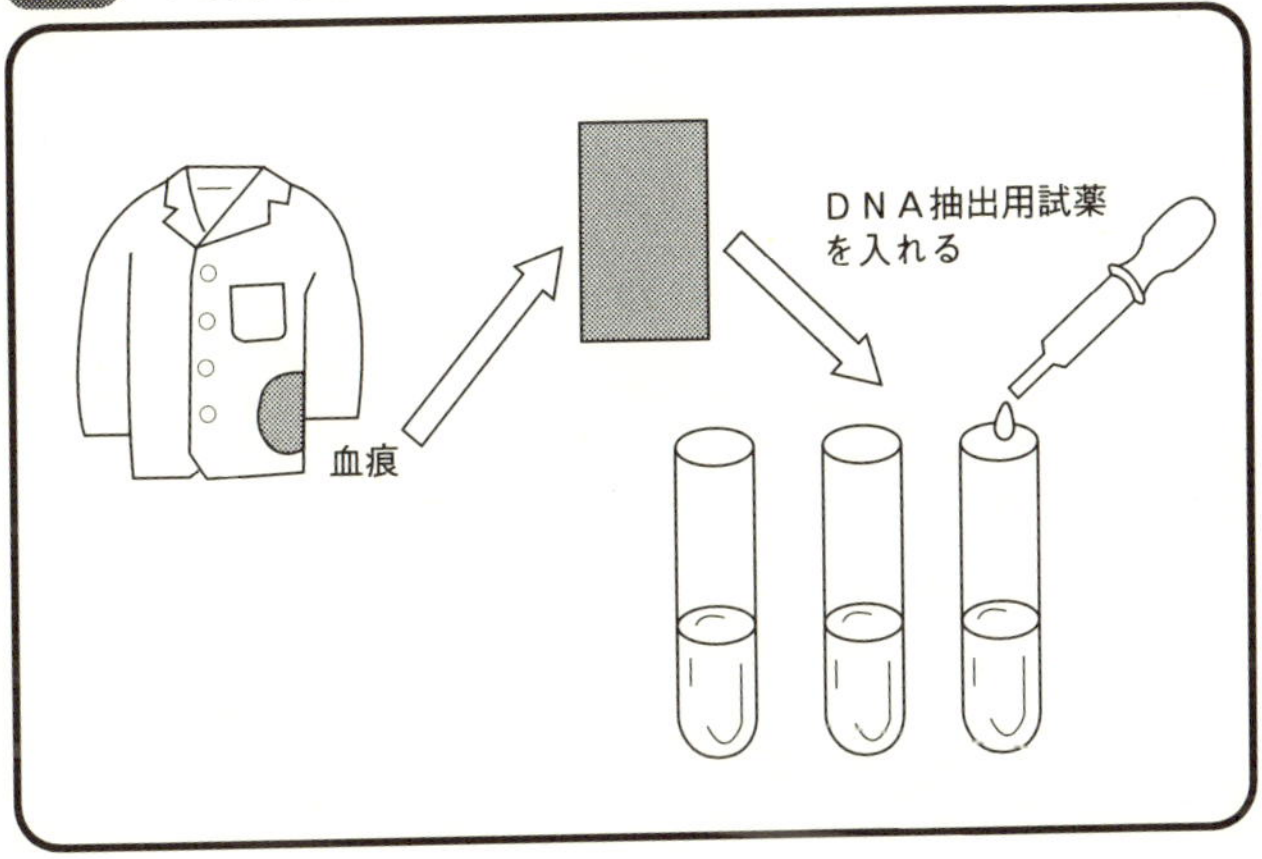

2 恒温槽と遠心分離器で不純物を取り除く。

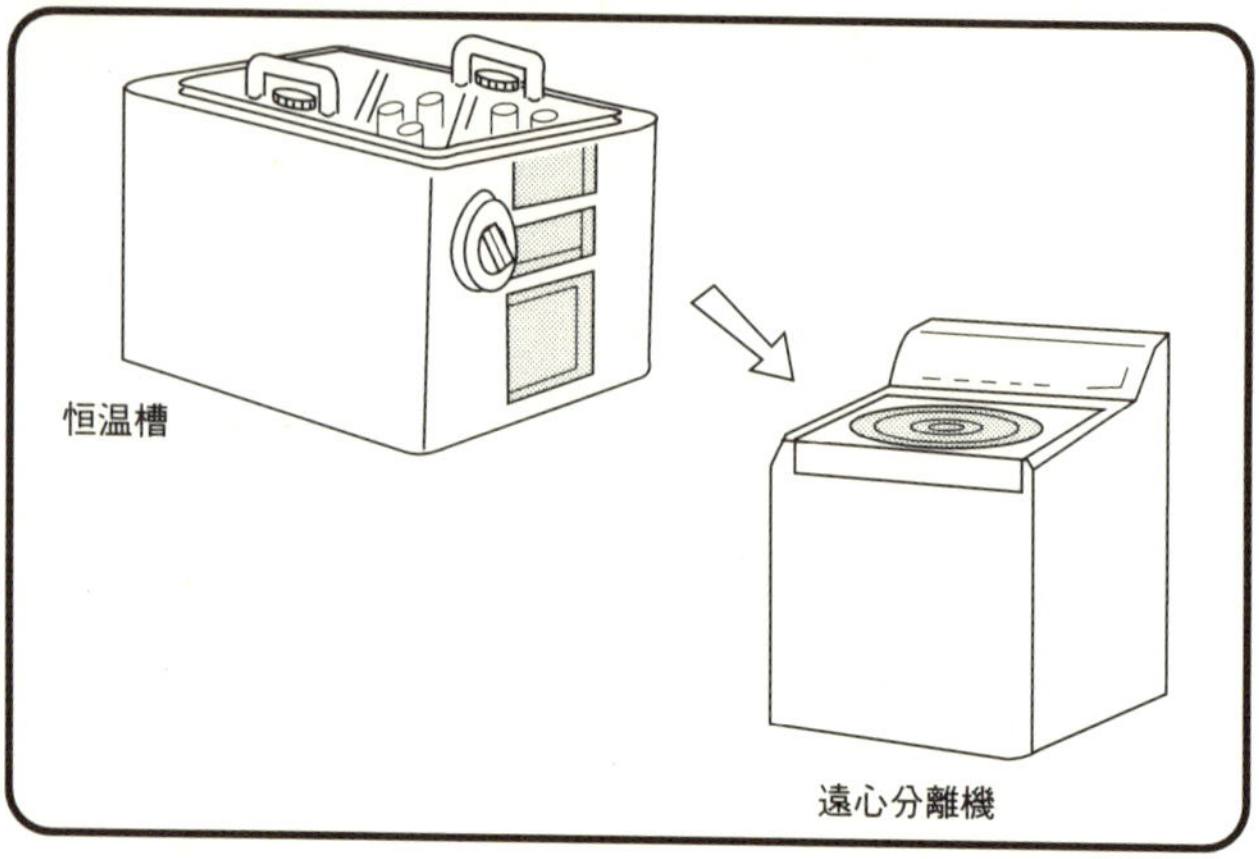

3 DNAを沈殿させた後、分光光度計でDNAの純度と量を測る。

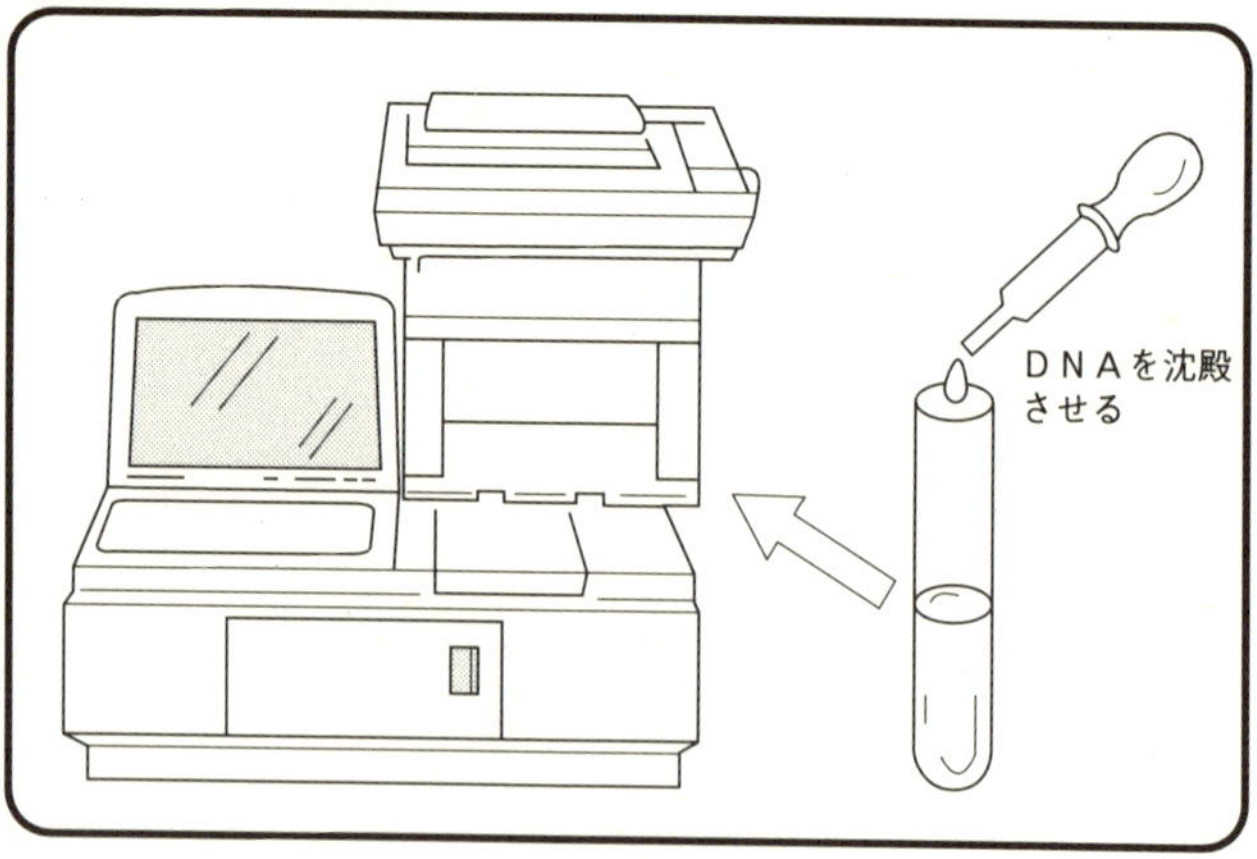

4 PCR装置でDNAを大量に増幅してパターンを見やすくする。

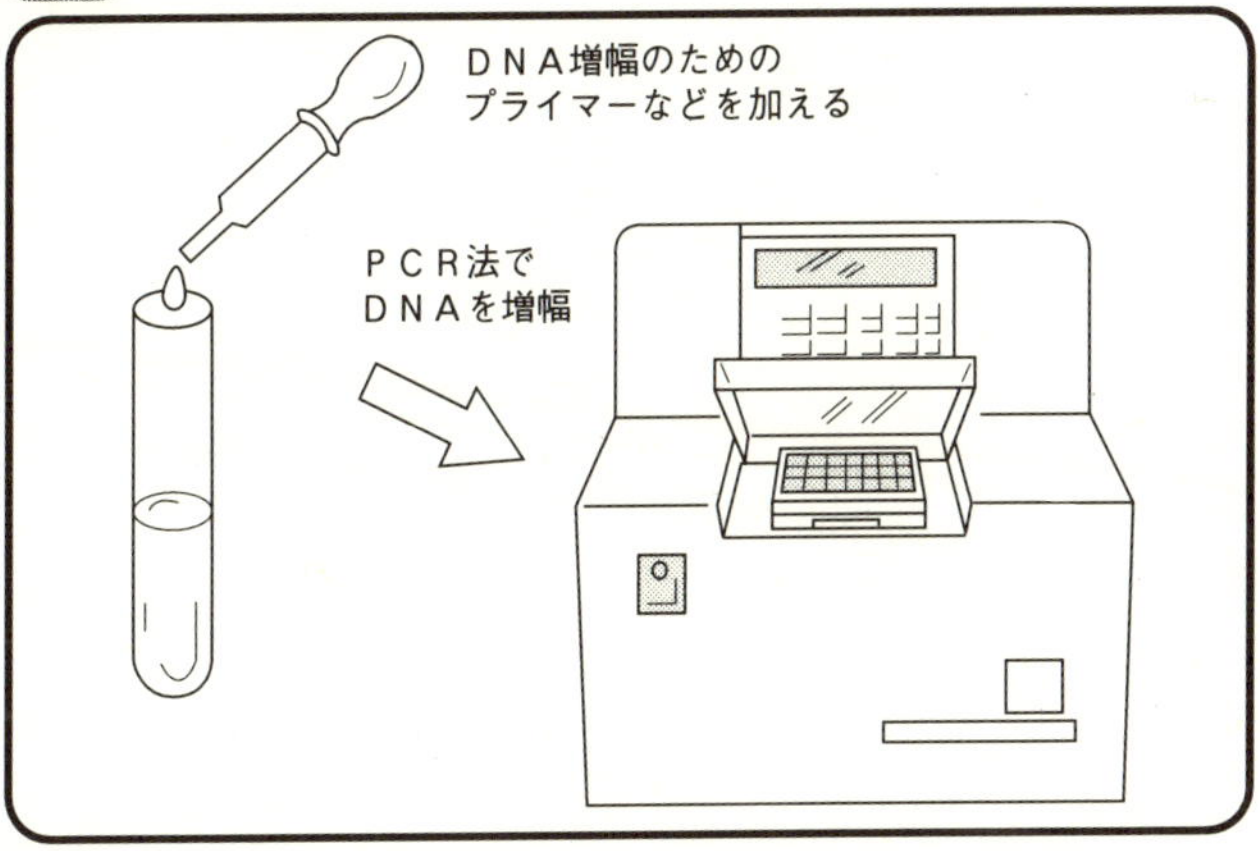

5 増幅したＤＮＡを電気泳動装置にかけてその長さの違いに応じたバンドパターンをつくり出す。

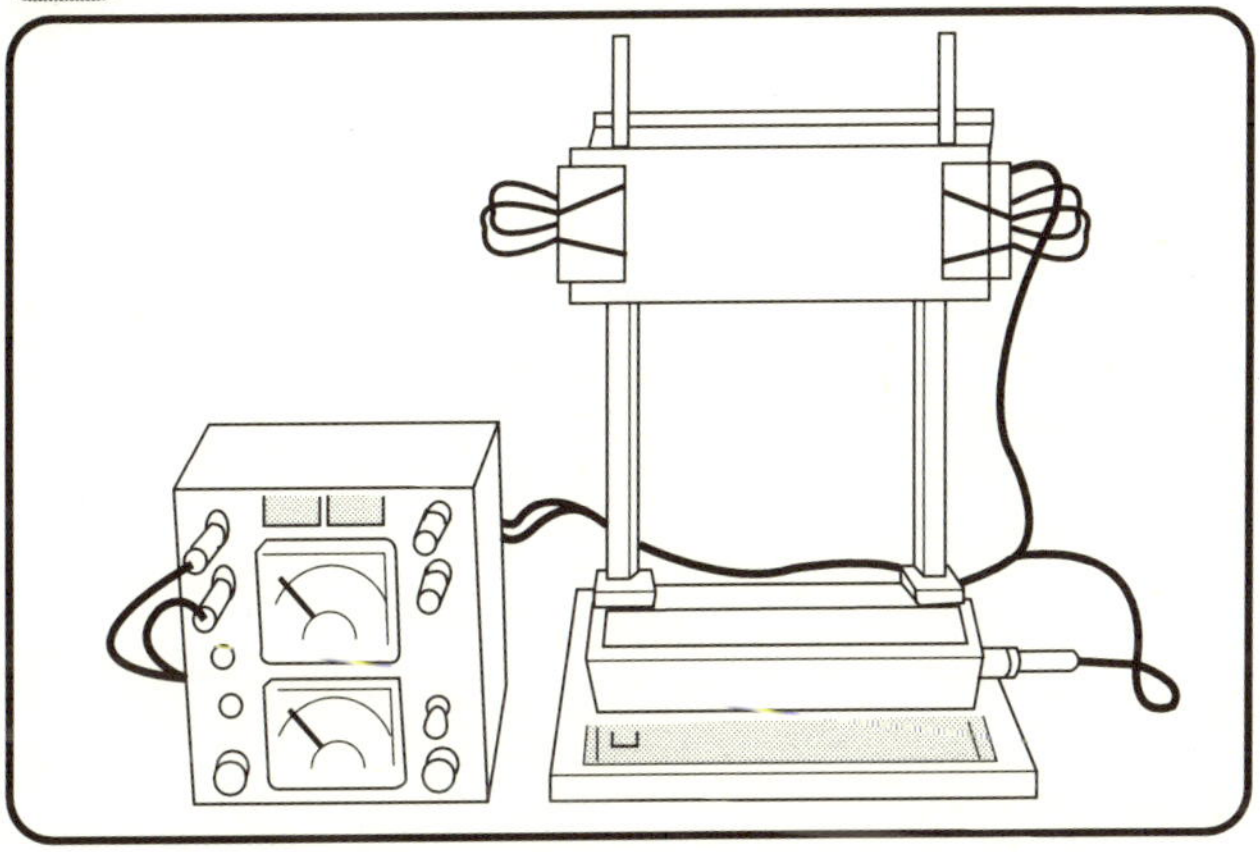

6 染色後、紫外線を照射して写真撮影する。その写真で型判定し、ファイル化する。

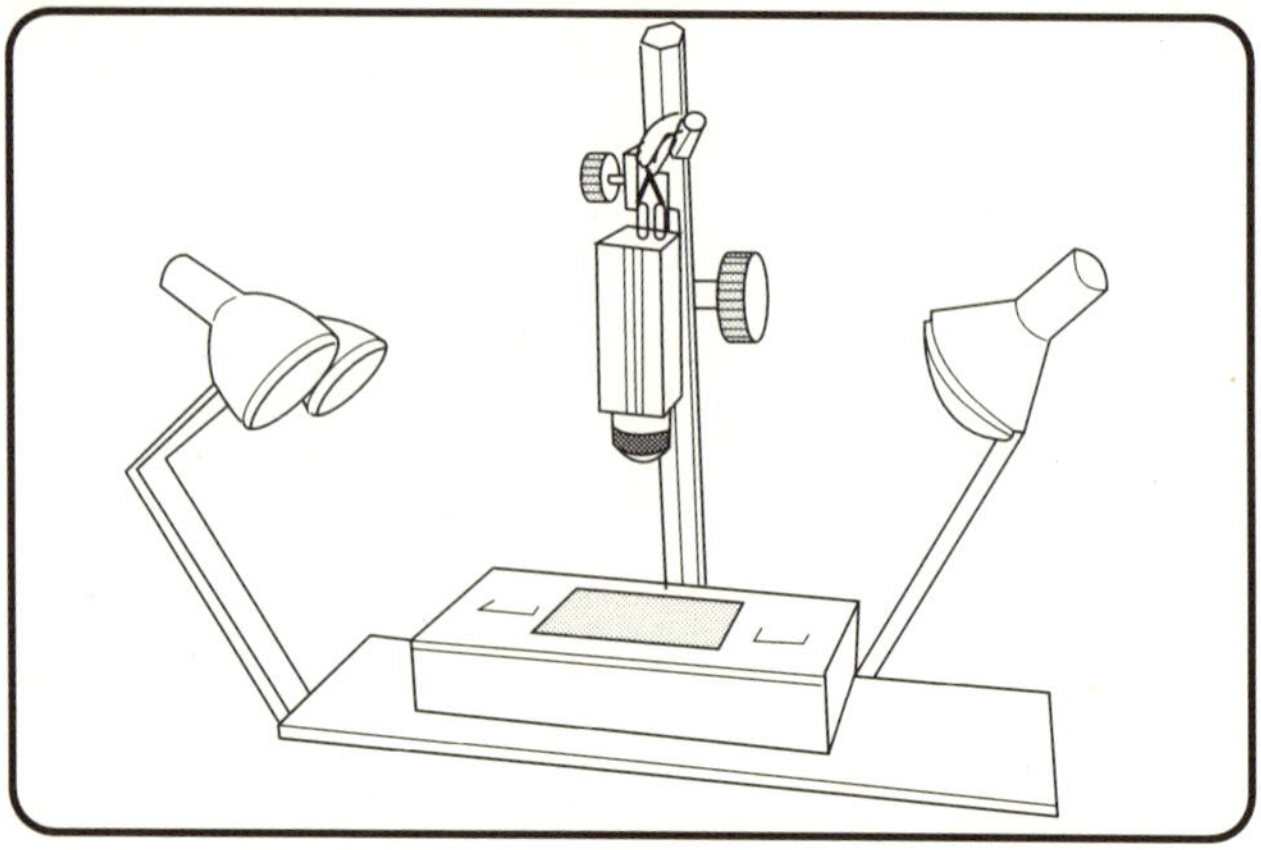

7 型判定はこのようなバンドパターンで行われる。

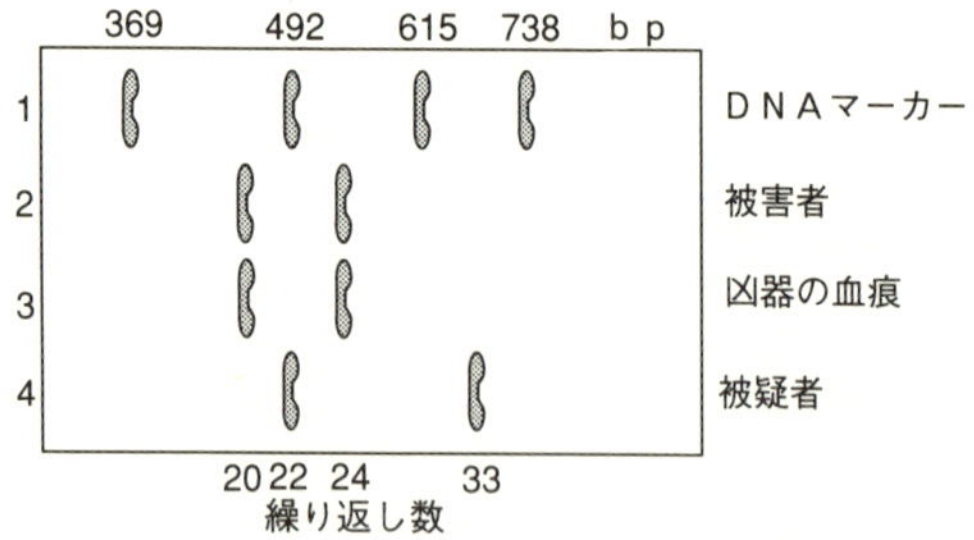

第Ⅱ部

DNA鑑定と事件

第4章　足利事件

事件発生

九〇年五月一二日午後六時半ころ、栃木県足利市でパチンコ店の近くから、Aちゃん（四歳）が行方不明となった。当日の日入時刻は午後六時四〇分、その直前のことだった。

翌日の五月一三日午前一〇時二〇分ころ、田中橋の近く、一帯に頭まで届く葦が群生した渡良瀬川の河原でAちゃんの死体が発見された。

渡良瀬川の田中橋下流の河川敷は、児童公園、運動公園、野球場、サッカー場が連なり、人が多く集まる場所である。死体遺棄現場はサッカー場から直線で一〇〇mほど川よりのところである。当時、河川敷一帯には夜間照明設備はなく、夜中にはまっ暗になる場所だった。

Aちゃんは一二日午後六時ころ、父親に連れられて、パチンコ店に来た。同店の道をはさんだ駐車場近くで、一人で遊びはじめた。まもなくAちゃんは、駐車場となりの家の庭に入った。飼っている約一〇匹の犬を見ようとしているところを、家の人が見つけ、「かまれるから危ないよ」と注意すると、Aちゃんは「どの犬がかむの」と尋ねている。

すぐに庭を出たが、そのあとパチンコ景品交換所の女性従業員が、駐車場で猫と遊んでいた（あるいは、猫を探していた）Aちゃんを見た。これを最後に目撃情報は途絶えている（読売新聞九〇年五月一四日栃木版、毎日新聞九〇年五月一三日栃木版、栃木新聞九〇年五月一七日、一〇日）。いずれも時間ははっきりしないが、午後六時すぎから七時半の間だという。Aちゃんがいないことに気づいた父親は、すぐに母親をよび、一緒に捜したが、見つからず、午後九時四五分ころ、警察に捜索願いを出した。

一三日、川の中から発見されたAちゃんの「スカート・パンツ二枚・半袖下着・靴下に精液付着の有無」「Aちゃんの身体付着のだ液様のものの血液型」「Aちゃんのパンツに付着の陰毛様のもの二本」を栃木県警科学捜査研究所に鑑定依頼。同日夜、独協医大法医学教室（上山滋太郎教授）で遺体の司法解剖が行われた。

六月一二日、だ液の血液型はA型とAB型の二種類との鑑定報告が行われた。六月一三日、半袖下着に精液（B型）付着との鑑定報告（福島康敏鑑定人）が出た。陰毛様二本の鑑定結果

（血液型など）は出ていない（鑑定結果が出たのは不思議なことに被疑者逮捕後の九一年一月三一日になってからである）。

七月二一日に司法解剖報告が行われた。報告書によると「死因は、扼死《やくし》（手指による頸部圧迫に基づく窒息死）」「新鮮損傷は鈍体の圧迫ないし打撲ないし擦過によって形成された」「死亡日時は、おおよそ平成二年五月一二日午後七～八時前後と推測される」。当時の新聞では死亡推定時刻は「一二日午後八時から同十時の間」とある（下野新聞九〇年五月一四日）。

Sさん逮捕へ

捜査本部は、犯人を絞り込むために、市内全域を対象にローラー作戦を展開した。B型との血液型鑑定結果をもとに、独身者・不審者を中心に、だ液の任意検査を行い、たばこの吸殻の任意提出が行われた。「だ液の任意提出は、試験紙片をちょっとなめるだけの簡単なもの」だという（東京新聞九一年一二月二日）。

五月三〇日、警察庁刑事局の山本博一《やまもとひろかず》捜査一課長が捜査本部を訪れ、捜査員を激励、現場を視察した（読売新聞九〇年五月三一日栃木版）。

七月九日には、警察庁の中門弘刑事局長が足利署の捜査本部を訪れ、現場視察を行っている。

同刑事局長が未解決事件で捜査本部を訪れるのはグリコ森永事件、朝日新聞社襲撃事件、幼女連続誘拐殺人事件（M君事件）などに次いでのことという（下野新聞九〇年七月一〇日）。

三カ月後の九月四日、山本博一氏は栃木県警本部長に就任、そのまま足利事件の指揮にあたることになった（その後、九三年一月には警察庁警務局首席監察官に、同年八月からは警察庁長官官房総務審議官になる）。

一一月に入り警察は、独身者・B型で「生活不審者」ということから、Sさんの尾行を開始した。「生活不審者」というのは、聞き慣れない言葉だが、警察用語で、Sさんの場合、土日だけ借家を借りているのが不審とされたのである。

一一月末、寺崎巡査部長が、Sさんの福居町の借家を訪れ、あがりこんで、部屋や押入れの中を調べていった。Sさんは以前に、自宅にきた警察官によって、だ液の任意検査をされていた。

翌九一年六月二三日、かねてから張込みをつづけていた手塚一郎警部補と前田直哉巡査は、Sさんが福居町の借家から出てくるのを車でつけた。Sさんがゴミ置場にごみを捨てると、後から警察はティッシュペーパーなどが入ったビニール袋を令状なしに押収した。

九一年一二月一日、朝日、毎日、読売の各紙は朝刊全国版で「DNA鑑定で一致。重要参考人近く聴取」などと報道した。なぜか、地元紙（下野新聞、栃木新聞）、東京新聞、産経新聞には載らなかった。同日朝、足利署はSさんを連行した。逮捕状に基づかない任意同行だった。

そして翌二日未明、自供によりSさんを逮捕した。

Sさん起訴される

九一年一二月四日、栃木県警本部は、足利事件解決に功労があった捜査員ら八人に本部長即《ママ》賞を贈った。受賞したのは橋本文夫警部、寺崎耕巡査部長、茂串清警部補、手塚一郎警部補、石川政一巡査部長、吉田正晴巡査、前田直哉巡査、福島康敏県警科捜研技術吏員だった。橋本警部は「私がAちゃんを殺しました」との自供を引きだした。長期にわたる身辺調査で「犯人と確信して調べにあたった」。橋本警部の「真人間に返りなさい」という言葉で、かたくなに犯行を否定していたS被疑者の態度がかわったという。寺崎巡査部長はS被疑者の借家を発見した（下野、栃木新聞九一年一二月五日）。

一二月一三日S被疑者立会いで、渡良瀬川河川敷などの現場検証が行われた。新聞では「S容疑者は殺害現場などを指し示し、捜査員が位置関係を細かに計測した」「遺棄したと指し示した場所と遺体発見現場がほぼ一致した」と報じられた（下野新聞九一年一二月一四日）。しかし実際は、Sさんは死体遺棄場所を指示できなかったのである。

捜査の指揮をとった山本博一栃木県警本部長は、逮捕後講演を行い、「（警察庁刑事局捜査一課長時代に担当した幼女連続誘拐殺人事件について）あの時も四つの事件は同一犯によるものか、そうでないか庁内で意見は分かれたが、結局逮捕した容疑者は一人だった」「（足利事件の）Ｓ（実名）容疑者には昨年（九〇年）一一月から尾行を付けていた。別件逮捕を考えたこともある」「（七九年、八四年に発生した幼女誘拐殺人事件について）彼がやったという証拠はないが追及する必要がある」など、なかなか注目すべき意見を述べている（下野新聞九一年一二月一九日）。

一二月二一日、宇都宮地検はＳさんを起訴した。

同二四日には、さらに七九年発生の幼女殺害容疑でＳさんを再逮捕した。事実上の勾留延長だった。

九二年一月二二日、Ｓさんが宇都宮拘置所に移監される（留置場での取り調べは五二日間）。一月二七日、Ｓさんが家族に手紙を出しはじめる（一二月七日まで家族あてに一四通の手紙を出し、無実を訴えた）。

公判で犯行否認

第一審の様子を駆け足で辿ってみよう。

九二年二月一三日に宇都宮地裁で、Ｓ被告に対する、わいせつ誘拐・殺人・死体遺棄事件の初公判が開かれた。裁判長は上田誠治、検察官森川大司、弁護人梅澤錦治・奥澤利夫であった。起訴状朗読、罪状認否、検察側冒頭陳述、および証拠申請が行われた。

三月五日の第二回公判では、検察側証人として、被害者の遺留品を鑑定した栃木県警科学捜査研究所の福島康敏法医係長が出廷した。

四月二三日の第三回公判では、久保眞人裁判長に変わった。ＤＮＡ鑑定の鑑定人である向山明孝《むこうやまはるたか》元科学警察研究所技官が検察側証人として出廷した。向山氏は東京農大修士課程修了、農学博士、科学警察研究所法医第二研究室長を経て、現在ＪＲＡ競走馬総合研究所（生命科学研究グループ）勤務である。ＤＮＡ鑑定の鑑定人が法廷で証言するのは、本件裁判がはじめてである。

五月二一日の第四回公判では、弁護側はＤＮＡ鑑定書の証拠採用に不同意の意見書を提出している（公訴事実は争っていない）。しかし裁判所は証拠採用。

六月九日の第五回公判では、Ｓ被告に対する被告人質問が行われた。このあと、弁護側の申請により精神鑑定に入り、審理は中断した。

九二年一二月二二日に、約半年ぶりに第六回公判が開かれた。弁護人が被告人質問で「家族あてに無実を訴える手紙を出しているが、どういう意味なのか」とただした時、Ｓ被告は「無実というのはやっていないということですね」とはじめて否認した。

九三年一月二八日の第七回公判で、S被告が家族にあてた手紙一四通（九二年一月二七日から一二月七日まで）が証拠採用され、前回否認したことを謝罪するS被告の上申書（九二年一二月二五日）が提出されていたことが明らかにされた。

三月一一日には論告求刑が行われた。

三月二五日には弁護側による最終弁論が行われた。五月三一日付でS被告は、梅沢弁護人に「私はやってない」むねの手紙を出した。六月二四日、弁護側から弁論再開の申し立てがなされ、被告人質問、論告求刑、最終弁論が行われた。S被告は再度、犯行を全面否認した。

七月七日の判決公判で、S被告に無期懲役が言い渡された。判決理由の半分はＤＮＡ鑑定の説明で占められた。

翌八日、S被告は東京高裁に控訴。八月下旬に、S被告は宇都宮から東京拘置所に移されたのである。

第二審へ

一二月一四日、控訴審弁護団が控訴趣意書を東京高裁に提出した。控訴審の第一回公判が、九四年四月二八日、東京高裁第四刑事部第七一五号法廷で開かれた。裁判長は高木俊夫、右陪席・吉本徹也、左陪席・高麗邦彦。検察官は中尾勇、中嶋三雄。弁護人は佐藤博史、神山啓史、虎頭昭夫、上本忠雄。六月二一日第二回公判から、弁護人に岡部保男が加わった。

六月二一日に第二回公判が開かれ、証人として福島康敏鑑定人が出廷した。九月九日第三回公判は被告人質問が行われ、九月二二日第四回公判では、向山明孝・元科学警察研究所技官が証言した。一〇月六日の第五回公判は、向山技官とともにDNA鑑定にたずさわった坂井活子《さかいいくこ》技官が証人として出廷した。

一一月一日の第六回公判では、橋本文夫・元栃木県警捜査一課強行班長（当時警部）が証人として出廷した。

一一月一八日には宇都宮地裁足利支部で出張尋問（非公開）が行われた。警察の調書では、Sさんは犯行後、閉店間際の午後八時少し前にスーパーに立寄ったことになっているが、その時間に缶コーヒーなどを買ったことに該当するレシートは存在しなかった。自供前、そして犯行否認後は、午後三時頃立寄ったと主張、この時間帯に該当するレシートは存在している。そのスーパーの店員に対する証人尋問が行われた。

一一月二二日の第七回公判では、引き続き橋本証人、そして事件の直接の指揮にあたった芳村武夫・元栃木県警刑事管理調査官（橋本警部の上司。現在中野にある警察大学校教授）が証言した。

一二月六日の第八回公判では、引き続き芳村証人が登場した。一二月二二日の第九回公判は被告人への質問が行われ、九五年一月一九日の第一〇回公判では、精神鑑定にあたった福島章・上智大教授が証言した。その証言で、実際に心理検査を実施したのは上智大の女子学生であるが、資格をもっていないことが明らかになった（臨床心理士の資格が必要）。

二月六日には、再び宇都宮地裁足利支部で出張尋問（非公開）が行われた。事件発生当時、野球場にいた野球部監督とジョギングをしていた人が証人として呼ばれた。二月二八日の第一一回公判には、第一審の弁護人・梅沢錦治弁護士が予定されていたが、裁判所が採用しなかったため出廷せず、二月六日の出張尋問調書の要旨告知、つづいて弁護人が、福島精神鑑定の誤りを指摘、再度の精神鑑定を申請した。

四月二五日第一二回公判は、両陪席異動（岡村稔、長谷川憲一裁判官になる）に伴い、今までの経緯説明。

五月二九日宇都宮地裁足利支部では、事件当日、女の子の手を引いて、土手から降りてくる男を見たという目撃者と被告人の兄への出張尋問（非公開）があった。

六月一日第一三回公判は、出張尋問調書の要旨告知。

六月二三日第一四回公判。被告人質問。

九月二一日第一五回公判。検察、弁護側双方最終弁論の予定だったが、弁護側の要求により審理再開。解剖にあたった上山滋太郎独協医科大教授を証人申請。

一一月一六日第一六回公判。上山教授への質問が行われた。弁護側申請の船尾忠孝北里大教授への証人申請を却下。裁判長が一切の証拠調べ終了を宣告。弁護側は裁判長忌避の申し立てをするも却下される。弁護側は再度の解剖鑑定を請求、鑑定人として船尾教授、押田茂実日大教授を推薦したが、鑑定申請却下。弁護側異議申し立て、却下となった。

翌九六年一月一八日、検察側、弁護側最終弁論（内容は力作）が行われた。

五月九日に控訴審判決があり、控訴棄却となった。一〇日最高裁に上告した。

報道合戦

足利事件の特徴は、①DNA鑑定一致と大々的にマスコミに取り上げられたこと、②DNA鑑定一致によって、被疑者が連行、逮捕されたこと、③DNA鑑定の鑑定人が、はじめて法廷で証言したこと、④判決文で、DNA鑑定の説明が半分にも及んだことである。

新聞などマスコミは、Sさん連行（九一年一二月一日朝）、逮捕（一二月二日未明）の前から、大きく報道をはじめている（前打ちという。この場合、警察からのリークがほとんどである）。

一二月一日の朝刊読売新聞は一面トップで「幼女殺害容疑者浮かぶ　足利　四五歳の元運転手　DNA鑑定で一致　周辺に類似殺人三件」、朝日新聞は社会面トップで「重要参考人近く

聴取　足利市の保育園女児殺し　毛髪の遺伝子ほぼ一致　市内の四五歳男性」、毎日新聞も社会面トップで「元運転手、きょうにも聴取　栃木・足利市　A（実名）ちゃん殺害事件　現場に残された資料　DNA鑑定で一致」と書きたてた。

二日朝刊は、「足利の幼女殺害　元保育園運転手を逮捕　DNA一致で自供〝ミクロの捜査〟一年半　一筋の毛髪決め手『指紋』なみ捜査革命　DNA鑑定」（読売新聞一面トップ、一・二社会面）、「足利の女児殺し容疑　元幼稚園運転手を逮捕『首絞めた』と自供」（朝日新聞）、「元運転手を殺人で逮捕　A（実名）ちゃん事件自供　栃木県警　DNA鑑定切り札に」（毎日新聞社会面トップ）、「足利の幼女殺害自供　元運転手を逮捕　DNA鑑定が決め手　執念の捜査一年半」（東京新聞一面トップ、社会面トップ）、「足利のA（実名）ちゃん殺害容疑　元運転手を逮捕　難捜査、DNA鑑定が決め手」（産経新聞社会面トップ、一面）、「幼女殺害で元運転手逮捕　足利のA（実名）ちゃん事件　DNA鑑定で体液一致　深夜聴取に犯行自供」（下野新聞一面トップ、社会面トップ）と大変な扱いであった。

見出しだけをみても、『DNA鑑定』の文字が目立っている。朝日新聞は一二月三日朝刊で「スゴ腕DNA鑑定　園児殺害、捜査の決め手　百万人から一人絞り込む能力『個人情報』保護絡み慎重論も」のコラム記事を掲載している。「スゴ腕DNA鑑定」という言葉はかなり流布した。DNA鑑定は新聞によると「他人である確率は千人に一人」「血液鑑定と併用すれば、百万人の中から一人を絞り込むことも可能」（読売新聞一二月一日朝刊、朝日新聞一二月三日朝刊・夕刊など）と威力を誇っている。

読売、朝日、毎日の一日朝刊の「スクープ」に驚いた地元の報道陣は、すぐさま足利署にかけつけた。警察、マスコミあげてのDNA鑑定リーク・報道の嵐の中、Sさんは自供することになる。

連行当日の出来事

このような状況のなか、何が行われたのか。一二月一日連行当日の模様を、Sさんの手紙を中心にまとめると次のようになる（九四年九月九日控訴審第三回公判での供述内容も含む）。

九一年一二月一日、Sさんは朝七時に起きた。外に人の気配がするので、立って玄関へ行った。すると芳村武夫（現在、警察大学校教授）、橋本文夫（栃木県警捜査一課強行班長）ら六人の刑事が玄関の戸をいきなりあけて、上がってきた。刑事がSさんにそこへすわれと言うので、すわった。刑事は「なにしにきたかわかっているな」。Sさんはなにが何だかわからなかった。「子どもを殺ったんじゃないか?」「やってません」。この時、橋本文夫刑事がひじでぐっと押し、それが肩にぶつかって、Sさんは倒れてしまった。吉村刑事は子供の写真を出し、あやまれという。あやまれといわれても、さっぱりわからない。写真をよく見ると、パチンコ店の前にあったカンバンの子供の写真だった。Sさんは写真に手をあわせた。元の勤め先だった保育園の先生の結婚式に行くことを話したが、聞き入れられなかった。

警察に連れていかれ、取り調べがはじまった。橋本刑事は「お前が殺ったんだな」。Sさんは「俺は殺っていない」といった。すると刑事は「おまえが殺ったんだよ」と繰り返す。Sさんにしてみれば、殺っていないものを殺ったとはいえない。刑事は、「頭を上げろ」といい、髪の毛を引っ張った。そして「馬鹿面をしているな」という。Sさんはくやしかったが、どうすることもできなかった。刑事は「お前は現場にいったんだ」「お前はもう逃げられないのだ」といった。橋本刑事は、「犯人はだれでもいいんだよ」ともいった。

DNA鑑定については、橋本、茂串清刑事は、「いまは科学捜査だから、すぐ分かるんだ」といった。Sさんは手紙で、「DNA鑑定で俺が犯人だと言われました。だけど俺は殺人などしていない。渡良瀬川には行っていないのです。けいさつ《ママ》はまちがっています。犯人は俺ではありません。本当にやっていないのです。やりましたと言うまで警察はひきさがりません。無実の人間が犯人にされてしまう。警察とはそういう所です。本当にくやしい」と書いている。Sさんは、その後、「殺っていないのに、なぜDNA鑑定が一致するのかなあ」と素朴な疑問を投げかけている。

足利事件のDNA鑑定

この事件で用いられた鑑定方法が、九〇年一〇月科警研が、開発、実用化した、シングルローカス法のうち、PCR法を使用する方法で、第一染色体MCT118部位を見るMCT118型DNA鑑定法である。科警研はその他にも第六染色体HLADQα部位のDNA鑑定法を使用している。

このMCT118型DNA鑑定法を研究開発したのはユタ大学健康科学センター（ハワード・ヒューズ医学研究所）の笠井賢太郎（科警研から出向）、中村祐輔助教授（八九年帰国。癌研究会癌研究所生化学部長を経て東大医科学研究所教授。大腸ガン研究の第一人者）、レイ・ホワイト教授である。彼らは大腸ガンの遺伝子研究、染色体遺伝子地図作りのなか、染色体のDNAマーカー（目印）として、DNA反復配列の多型性個人差を研究していた。遺伝子地図の元締めは、フランス・パリのヒト多型研究センター（CEPH）である。

ユタ州では多くの住民が、ネバダ核実験によって、〝風下住民〟となり、さまざまなガンの多発地帯となっている。

そして、モルモン教徒たちがつくったユタ州には、グラニット・マウンテン記録保管所がある。ここにはモルモン教徒開拓移民の子孫のデータが集められ、ほかに世界の一億五〇〇〇万人もの家系図が文書化されている。ガンの遺伝子の研究には格好の場所（材料）となっているのである（L．ウィンガーソン『遺伝子マッピング』化学同人）。日本のDNA鑑定が、この流れの中にあることは、ぜひ認識しておく必要がある。

特定の染色体の遺伝子部位反復配列を検出するシングル・ローカス法は八五年から研究開発がすすめられた。

八七年、このユタ大学の中村祐輔、ホワイトらが第二染色体YNH24部位、第一四染色体CMM101部位などのDNA鑑定を開発した。八九年一〇月科学警察研究所が実用化し、鑑定に使われるようになった。

現在、日本のDNA鑑定は科警研のほか、東大、筑波大、名古屋大、帝京大などでも行われている。

警察庁科学警察研究所が開発したMCT118型DNA鑑定の方法は、第一染色体のMCT118とよばれる部位（一六塩基。プライマーは二八塩基と二九塩基）の繰返し数を検出するものである。結果は、父母に由来する二本のバンドパターンを、26—28型のように表示する。足利事件の場合は、13—13型から37—37型まで三二五通りの型分類のうち、16—26型で一致したというのである。血液型のような型鑑定なので、以後はDNA型鑑定と書くことにする（厳密にいうと、後述するように型鑑定でもないようだ）。

鑑定の経過

足利事件のDNA型鑑定の経過を見てみよう。九〇年五月一三日にAちゃんの着衣に精液付着の有無について鑑定が依頼された。六月一三日には半袖下着に精液付着との鑑定報告が行われた。翌九一年六月二三日にSさんのティッシュペーパーをゴミ置場から押収し、八月二一日には半袖下着に付着の精液とティッシュペーパーの精液のDNA型が一致するか否かの鑑定が科警研に依頼された。

一一月二五日にそのDNA型鑑定について、MCT118型16—26型を検出との報告が行われた。鑑定人は向山明孝、坂井活子である。一二月一日にはDNA型鑑定が一致したとしてSさんを連行した。翌二日未明、自供によりSさんを逮捕した

一二月五日、Sさんの血液のDNA型鑑定が依頼された。一三日にその鑑定が報告された。九二年四月二三日の第三回公判で、DNA型鑑定の鑑定人である向山明孝元技官が、検察側証人として出廷した。五月二一日の第四回公判で、弁護側がDNA鑑定についての意見書を提出した。そして七月七日の判決を迎えたのである。

判決文をみると、

「血液型及びDNA型を持った者の日本人における出現頻度は、一〇〇〇人中一・二人程度で

あると算出された」

「向山証言によれば、この程度のサンプル数（注・出現数三八〇）でも、単一目的だけを統計処理する場合には生物学統計上特に問題はなく、その後一〇〇〇例近くまでを基礎に分析した結果においても、出現頻度分布は同程度であったことが認められる」

とし、「毛髪鑑定」「自白」と合せ、有罪と認定、「無期懲役」を言い渡したのである。

鑑定での確率上の問題点

足利事件のDNA型鑑定について、まず疑問をいだいたのが、判決文にある「一〇〇〇人中一・二人程度」とした計算である。

DNA鑑定では、父親と母親の両方から一つずつ染色体を受け継ぐため、二通りのパターンが出てくる。例えば、塩基配列の繰り返し数が、一つは一六でもう一つが二六といったように対立して出てくる。このようなことを対立遺伝子＝アレルと表現する。

DNA型鑑定書では、16―26型で一致する確率は、次のような計算に基づいている。MCT118型の日本人における頻度分布表では、調査人数一九〇人（出現数三八〇）の段階で、対立遺伝子＝アレルは一三から三七回繰り返しの間にあり、三二五通りの型に分類される。

一六回の出現頻度は〇・〇四七、二六回の出現頻度は〇・〇八九であり、父16母26と父26母16の場合があるので、計算すると〇・〇四七×〇・〇八九×2＝〇・〇〇八三となる。

鑑定書ではさらに、ＡＢＯ式血液型（Ｂ型＝〇・二二一）、ルイス式血液型（分泌型＝〇・六七八）をかけあわせて、〇・〇〇一二四四とした。つまり、該当の血液型・ＤＮＡ型を持った人の出現頻度は、一〇〇〇人に約一・二人と算出された（表1）。

しかしとても「血液型と併用すれば、百万人の中から一人（＝〇・〇〇〇〇〇一）を絞り込むことも可能とされ」（朝日新聞九一年一二月三日朝刊）る状況にはほど遠い。足利市の人口は約一七万人なので、16―26型の人は一四〇〇人もおり、該当の血液型・ＤＮＡ型の人は二〇〇人もいることになる。

同じ計算を調査人数三八一人（出現数七六二）、アレルの数一二から三七、三五一通りの型で計算すると、〇・一〇二四×〇・〇八二七×2＝〇・〇一六九で、Ｂ型と分泌型の血液型をかけると〇・〇〇二五三二、すなわち一〇〇〇人に約二・五人という結果が出てくる（表2）。足利市には四〇〇人以上いる計算になる。

さらに判決文にある一〇〇〇例近い、調査人数九五七人（出現数一九一四）、アレルの数一二から三八で計算すると、16は〇・一六四六、26は〇・一〇八七なので、ＤＮＡ型の頻度は〇・〇三五七八。血液型と合せると〇・〇〇五三六二となる。一〇〇〇人に約五・四人で（表3）、

表3　MCT118型の日本人における頻度分布（調査人数957人）

対立遺伝子型	出現数	出現頻度
12	1	0.0005
13	2	0.0010
14	49	0.0256
15	54	0.0282
16	315	0.1646
17	26	0.0136
18	45	0.0235
19	35	0.0183
20	15	0.0078
21	369	0.1928
22	51	0.0266
23	13	0.0068
24	103	0.0538
25	195	0.1019
26	208	0.1087
27	228	0.1191
28	99	0.0517
29	15	0.0078
30	18	0.0094
31	5	0.0026
32	12	0.0063
33	23	0.0120
34	10	0.0052
35	4	0.0021
36	3	0.0016
37	12	0.0063
38	4	0.0021
合計	1914	

（『科学警察研究所報告法科学編』93年８月号、P17）

16—26型の出現頻度数は
表１（足利事件DNA鑑定書）で計算すると
16は0.047
26は0.089なので、
16-26型は
0.047×0.089×2=0.0083
ABO式血液型（B=0.221）
ルイス式血液型（分泌型=0.678）をあわせると、
0.0083×0.221×0.678
=0.001244
1000人に約1.2人

表２で計算すると
16は0.1024
26は0.0827なので
16-26型は
0.1024×0.0827×2=0.0169
ABO式血液型、ルイス式血液型をあわせると、
0.0169×0.221×0.678
=0.002532
1000人に約2.5人

表３で計算すると
16は0.1646
26は0.1087なので
16-26型は
0.1646×0.1087×2=0.03578
ABO式血液型、ルイス式血液型をあわせると、
0.03578×0.221×0.678
=0.005362
1000人に約5.4人

足利市（約17万人）には900人

表1　MCT118型の日本人における頻度分布（調査人数190人）

対立遺伝子型	出現数	出現頻度
13	1	0.013*
14	0	0.013*
15	9	0.024
16	18	0.047
17	27	0.071
18	16	0.042
19	11	0.029
20	10	0.026
21	26	0.068
22	24	0.063
23	19	0.050
24	26	0.068
25	26	0.068
26	34	0.089
27	17	0.045
28	42	0.111
29	34	0.089
30	14	0.037
31	12	0.032
32	5	0.013
33	2	0.013*
34	3	0.013*
35	1	0.013*
36	2	0.013*
37	1	0.013*
合計	380	

（91年11月25日付「足利事件DNA型鑑定書」より）

表2　MCT118型の日本人における頻度分布（調査人数381人）

対立遺伝子型	出現数	出現頻度
12	1	0.00656*
13	2	0.00656*
14	9	0.0118
15	14	0.0184
16	78	0.1024
17	28	0.0367
18	23	0.0302
19	21	0.0276
20	10	0.0131
21	103	0.1352
22	37	0.0486
23	20	0.0262
24	42	0.0551
25	67	0.0879
26	63	0.0827
27	67	0.0879
28	85	0.1115
29	36	0.0472
30	18	0.0236
31	12	0.0157
32	7	0.00919
33	7	0.00919
34	4	0.00656*
35	4	0.00656*
36	2	0.00656*
37	2	0.00656*
合計	762	

（『法律時報』93年2月号P59、『科学警察研究所報告法科学編』93年8月号、P10）

一・二人の四～五倍にもなる。足利市には九〇〇人以上いることになる。周辺市を加えれば、もっと多くなる。これではとても犯人と決めつけるわけにはいかない。

数字の魔術

九四年四月九日、日弁連の主催で「犯罪捜査とDNA鑑定」の講演会があった。講演した瀬田季茂《せたすえしげ》科警研法科学第一部長（東大農学部獣医学科卒。農学博士）は、話の中で、法科学第一部法医第二研究室（血液型・DNA型を担当）メンバーのDNA型を調べたら、笠井賢太郎氏と宮坂祥夫氏のMCT118型が16―31型で一致したと述べた。

そこでのDNA型の出現頻度を計算してみると、出現数三八〇の表では〇・〇〇三、出現数七六二の表では〇・〇〇三二。出現数一九一四の表では、〇・〇〇〇八六とかなり出現頻度が低い。それも一〇人程度の中で一致しているのである。このように、偶然の一致がいくらでもおこりうることは、科警研が自ら証明していることになる。DNA型が一致したというのは、比較されたサンプル中に同一の対立遺伝子（足利事件の場合16と26）が含まれていたことを意味するにすぎない。そのサンプルが同一人に由来することを必ずしも意味しないのである。

同じ瀬田氏の論文に「法科学における個人識別――DNA型分析を中心として――」（警察学

論集九一年二月号）がある。この中で、瀬田氏自身の血液型一〇種、血清型四種、酵素型四種、白血球型三種、ＤＮＡ型（ＭＣＴ１１８、ＨＬＡＤＱα）を調べたところ、その出現頻度は約四〇〇兆分の一人と計算できるとあった。

ちょっと見たところ、この数字はすごそうだが、よく考えてみると、日本人の人口は一億二千万人、世界が約六〇億人なのだから、この確率が何を意味するかが問題である。確率はあくまで数字上のことで、自然の姿をそのままうつしたものではない。

しかも、このサンプルの選び方に問題がある。生物統計学では、母集団から（この場合日本人全体）から標本集団を選ぶとき、無作為層別抽出法を用い、乱数表を使ってサンプルを選ぶ。その方法が採られたという根拠は示されていない。

二つ目の問題は、調査人数三八一人で、遺伝子型の数は三五一通りの型に分類されるが、検出されたのは一四六通りしかないということである。ＡＢＯ式血液型の場合、百万単位のサンプルを調べている。同じ信頼度で、三五一の多型の場合は約六千万人のサンプル数が必要である。この程度のサンプル数によってはじめて、日本人における出現頻度ということができる。

また、地域・集団差を考慮することも重要である。ハーバード大のリチャード・レウォンティン博士とワシントン大学のダニエル・ハートル博士が、米科学誌『サイエンス』九一年一二月二〇日号に発表した論文では、ＤＮＡ鑑定では地域集団間にある遺伝子の差異を考慮するのが前提であり、これが行われていないDNA鑑定は信頼性に欠ける、と述べている（読売新聞九一年一二月二一日夕刊）。日本でも地域差の検証は必要である。足利事件の判決時点では、科警研はまだMCT118型の地域差の検証は発表しておらず、公になったのは一カ月後の九三年八月のことである。

また、バンドパターンの型判定に使った123塩基ラダーマーカー（マーカーとは物差のこと）も変更になった。このマーカーでは、本当のくり返し数を示さないので、九三年からシータス（パーキン・エルマー）社市販のアレリック・ラダーマーカー（実際のくり返し数を示す）を使うようになった。

さらにある疑問点

さらに疑問点をあげていくと、九〇年五月一三日押収した半袖下着をすぐにDNA型鑑定の依頼をせず、なぜ一年三カ月後に行ったのか？　精液付着が判明してからでも一年二カ月後、科警研のMCT118DNA型鑑定法の実用化（九〇年一〇月）からも一〇カ月である。ティッシュペーパーの押収は六月二三日だが、これもやっと二カ月後にDNA型鑑定に出している。なぜこんなに遅いのか。

「Aちゃんの司法解剖」「身体に付着しただ液の血液型鑑定」「パンツに付着した陰毛様二本の鑑定」は、事件直後の九〇年五月一三日付で鑑定依頼が出されているのに、である。

警察庁が「DNA型鑑定の運用に関する指針」を通達したのが、九二年四月一四日のことである。これには「資料の保存に当たっては、混同、漏出等を防止するため凍結破損しない容器に個別に収納し、超低温槽（マイナス八〇度C）で冷凍保存するなど資料の変質防止等に努める」とある。半袖下着を発見したのが九〇年五月だから、通達に基づいた保存方法はとっていない。鑑定に出すまでの期間も長く（一年三カ月）、半袖下着は科捜研からいったん足利署に返却されており、資料保存に対する疑問は大きい。

九一年八月二一日、半袖下着とティッシュペーパーのDNA型鑑定を依頼したが、なぜ両者の比較検査なのだろうか。血液型と同じ型鑑定なら、資料を入手した段階ですぐ依頼に出すべきである。バンドパターンの判定に不安（型の読取りがかなり微妙だということ）があるのだろうが、比較検査だと予断が入る可能性が高いのは常識である。比較検査とは、DNA型鑑定が型鑑定として技術が未熟だということをはっきり示している。

次に、九〇年六月一三日付「被害者の着衣に精液付着の有無についての鑑定書」によれば、「半袖下着は酸性フォスファターゼ試験において、点在した陽性反応を示しているので、大きめな陽性部位二カ所について顕微鏡検査及び抗人精液血清を用いた沈降反応試験を行った」結果、一カ所に精子頭部二個、一カ所に精子頭部一個発見とある。あと三カ所については血液型検査のみを行った。

九四年六月二一日控訴審第二回公判で福島康敏鑑定人は、半袖下着は九カ所に精液付着があり（表面に一カ所、裏面に八カ所）、うち五カ所について切り取って調べたと証言した。三ミリ×三ミリの布片を、生理食塩水を加えた浸出液につけ、その液の一部を顕微鏡で観察するため、もとの精子の数は観察数の普通二〇〇〜三〇〇倍とのことである。

九一年一一月二五日付足利事件DNA型鑑定書では「淡紫色を呈する斑痕が約七箇所に認められ」「これらの斑痕の一部においては、すでに切り取られた跡が認められた」とある。そこで二つの鑑定書の添付写真を比較してみると、斑痕の数、位置、大きさ、形状が違っている。福島鑑定書では半袖下着裏面は四カ所、向山鑑定書では五カ所切り取っている。向山鑑定書では斑痕の一つはW型をしているが、福島鑑定書では該当の斑痕が見当たらない。写真だけでの判断だが、どうも二つは同一の半袖下着とは思えないのである。

四つ目は、DNA型鑑定書に「MCT118型の検査のため全量を消費したため、HLADQα型検査を行うことができなかった」とあり、すると再試・追試ができないことになる。確立された技術といえないのに、再試ができない。

これで証拠能力があるといえるであろうか。

国民的理解には程遠い

足利事件のDNA型鑑定に即して、疑問点をあげてきた。DNA型鑑定の評価は、国内外でもさまざまで、推進派、慎重派にわかれており、学会の認知が出ているとはいえない。

具体的な事件に即してもかなりの問題があり、その導入・運用に疑問をもたざるをえない。ここまではDNA型鑑定一般への評価である。しかもDNA型鑑定にはいろいろな方法があり、個々に評価をする必要がある。この点については、詳細な批判を最後の「資料編」で述べることにする。

DNA型鑑定の国民への認知という面では、九一年五月二九日、第一二〇回国会閉会後決算委員会で、社会党の千葉景子議員に対し、国松孝次《くにまつたかじ》・警察庁刑事局長（当時）が答弁している。「私どもそのガイドラインづくりをしながら、ある程度オープンな形でいろんな方々の御意見を承りながらやってまいりたいと思っております……いろんな各方面の御意見は謙虚に耳を傾けて、制度化してまいりたいというように思っております」という。

しかしオープンな形でとか、謙虚に耳を傾けてとかいうものの、そんな風にDNA型鑑定が議論されたことはない。事件の際、警察がマスコミを使い、一方的な宣伝（情報操作）を行っているようにしかみえない。なし崩し的にDNA型鑑定が導入されている。日弁連主催の講演会も、ようやく九四年四月になってのことである。

国松氏は東大法卒、在仏大使館書記官、警視庁公安部長、兵庫県警本部長、九一年一月警察庁刑事局長になり、暴力団新法・ＤＮＡ型鑑定導入を推進した。九三年九月警察庁次長、九四年七月予定どおり、警察庁長官に就任した。

警察のＤＮＡ型鑑定導入の経過

もう一度、足利事件と警察のＤＮＡ型鑑定導入の経過をみることにする。

九〇年一〇月、警察庁科学警察研究所がＭＣＴ１１８ＤＮＡ型鑑定を開発、実用化。

一一月、栃木県警がＳさんの尾行を開始。

九一年五月二二日、警察庁は「ＤＮＡ鑑定」について、鑑定方法などを統一したうえで制度として犯罪捜査に導入することを決めた。主要五警察本部（警視庁など）では九二年度から、他でも九四年度までの実施を目指すとした（毎日新聞九一年五月二三日朝刊）。

六月二三日、Ｓさんのティッシュペーパーをゴミ置場から押収。

八月二一日、半袖下着（精液付着）とティッシュペーパーを科学警察研究所にＤＮＡ型鑑定依頼。

八月二八日、警察庁は九二年度から四カ年でＤＮＡ型鑑定を全国の警察に導入することを決め、九二年度予算の概算要求に鑑定機器費用一億一六〇〇万円を盛り込んだ（朝日新聞九一年八月二九日朝刊）。

一〇月七日、栃木県佐野市・小山市でおきた連続強姦事件の裁判で、ＤＮＡ型鑑定がはじめて証拠採用された（坂井活子鑑定人。ＹＮＨ２４、ＣＭＭ１０１、ＭＣＴ１１８、ＨＬＡＤＱα型）。

一一月二五日、足利事件のＤＮＡ型鑑定報告（向山明孝・坂井活子鑑定人。ＭＣＴ１１８型）。

一二月一日朝刊で読売・朝日・毎日全国版のみが「ＤＮＡ鑑定で一致。容疑者事情聴取へ」と報道。

一二月二六日、ＤＮＡ型鑑定機器の購入費一億一六〇〇万円が九二年度予算の復活折衝（局長折衝＝国松刑事局長）で認められた（各紙九一年一二月二六日夕刊）。

大蔵原案はゼロ査定で、復活折衝となった。そこで一二月一日三大紙全国版の事件記事が意味をもった。これは偶然の一致であろうか。足利事件の容疑者逮捕の経過と警察庁のＤＮＡ型鑑定機器導入の動き（九〇年一〇月から九一年一二月にかけて）が見事に重なっているのである。

その後のＤＮＡ型鑑定機器の導入経過を見てみると、

九三年度は新規一四台、予算約三億四六〇〇万円。

九四年度は新規一四台、予算四億八〇〇〇万円。

九五年度は新規一四台、予算四億六九〇〇万円。

九五年度中には、九二年度の五カ所（うち一カ所は警視庁）と合せ、全国四七カ所の科学捜査研究所に、DNA型鑑定装置の配備が完了することになる。試薬代は一台あたり年間四三六万円といわれ、四七カ所では、試薬代は年間二億円強になる見込みである。九五年予算では、試薬代として四七カ所分二億五〇〇万円となっている（数字は日経バイオテクによる）。

警察庁によると、九五年一月末までのDNA型鑑定の実績は、合計四二〇件、うち公判で採用になったのは約五〇件に達しているという（日経バイオテク九五年二月一三日号）。このままいけば、DNA型鑑定は増加する一方で、それにつれて試薬代もうなぎ登りになることが予想される。

従来の鑑定機器は、本体の金額が大きかったが、今度は試薬代が大きな比重を占めている。「消耗品で儲けろ」とは、産業界の鉄則である。

警察の「絞り込み」は正当か

足利事件判決文では、DNA型出現頻度表のサンプル数が少ないことや、地域変動性に対して若干の疑問を呈しているが、DNA型が一致したことを重くみて、被告人と犯行の結びつきを推認している（データベースにもとづかない、こうした判断は誤りだが）。この場合、犯人であるとの蓋然性を高めることを保証するのは、容疑者の「絞り込み」の正当性である。そうでなければ、前に見たように、偶然の一致はいくらでもおこりうるからである。

そこで警察の捜査、絞り込みをみてみると、独身者・不審者・B型を重点的に捜査、ローラー作戦で、足利市の独身者を中心にだ液の任意検査を行い、たばこの吸殻の任意提出が行われている。

本来、捜査は「証」をもって、人を捜すものである。しかし、独身者は「証」ではない。なぜ既婚者を故意にはずすのか、不思議である。生活不審者も「証」ではない。土日に借家を借りていたというのは、警察にとっての「不審者」ということであって、別に事件とのつながりを示すものではない。

九四年一一月一日控訴審第六回公判で、橋本警部（当時）はSさんを任意同行した理由について、①アリバイがない、②B型である、③幼女に対する興味がある（これは保育園、幼稚園に勤めていたことを指すだけである）、④性的異常性（アダルトビデオ、ダッチワイフを所有していたことを指している）、⑤成人との交渉がうまくいかなかった、⑥事件現場に土地勘がある、⑦DNA型鑑定で一致した、という七点の理由をあげている。たったこれだけである。とくに事件との関連があるというわけではないのである。

陰毛鑑定

そこで次に、判決で「DNA型鑑定」「自白」とともに、有罪の根拠とされた「陰毛鑑定」について見てみる。

第一審判決では、「Aちゃんのパンツに付着していた陰毛一本と被告人が任意に提出した陰毛二〇本について形態的検査、血液型検査及び元素分析検査を実施したところ、両者の形態には、顕微鏡的色調や毛先の形状に若干の差異が認められるものの、後者の形態的特徴である毛幹部の太さが細い点で両者は形態的によく類似し、その他の諸形態も両者はよく類似していて高い形態的類似性が認められ、また、両者の血液型はB型で一致しており、前者について元素分析の検査を行ったところ、塩素のX線強度の比較並びにカリウム、カルシウムのX線強度及びこれらの示す、X線スペクタルパターンの比較においても、前者の分析結果は後者の分析結果とよく類似しており、以上の検査の結果から、両者の間には極めて高い類似性が認められる」としている。

しかし、毛髪について、長さ、太さ、形状、色調などの形態は、それぞれの出現頻度が明らかにされておらず、どの程度の確率で類似していると言えるのか、全然わからない。さらに、似ているといっても、その判定の客観的基準は存在していない。元素分析についても、一致したとされるパターンの出現頻度が問題で、大多数が該当するパターンでの一致では意味がない。元素分析の各パターンの出現頻度を明らかにしていない。毛髪鑑定は、まだ「科学」的鑑定とはなっていないのである（「大分みどり荘事件」参照）。

発見された陰毛様二本のうち、一本が鑑定されたが、残る一本は正体不明のまま放置されている。また、一本のみで、血液型検査、元素分析ができるのかという疑問も、控訴審弁護団から出されている。

警察の二重の犯罪

「自白」は、九四年九月九日控訴審第三回公判で、一審の途中まで犯行を認める供述をしたことについて、Sさんは「刑事や検事が怖かった。弁護士にも怒られると思った」と述べている。これに対し、一一月一日控訴審第六回公判に出廷した橋本文夫刑事（元栃木県警捜査一課強行班長）は、「真人間になれと言うと、午後一〇時半頃、声をつまらせながら、机に頭をくっつけて、私の手をにぎって泣きじゃくって言った」と証言した。Sさんが本当の自供をしていると思ったという。橋本氏はそう思ったわけだが、長時間の取り調べで、拘禁状況（睡眠、食事、トイレなどすべてをコントロールされる）におくと、身体的衰弱を招き、暗示にかかりやすくなる。それに伴って、退行現象がおき、刑事に対する依存的態度が出てくる。この変化のとき、感極まって泣くのはよくあることである。別に真人間になったからだけではない（そういう場合もあるが）。このあと自供をはじめるわけだが、あくまでもその信用性が問題となるのである。

このように、「ＤＮＡ型鑑定」（そして「毛髪鑑定」も）とは、あいも変わらぬ警察のやり方に、科学的な装いをもちこんだだけである。警察にとって、「犯人は誰でもいい」（橋本刑事のことば）のであり、犯人として狙われるのは、「無職」「生活不審者」が多いのである。

一番問題なのは、警察が、①真犯人を捜査しようとせず（真犯人を隠匿）、②「証」を無視して、犯人をつくりあげようとする、二重の犯罪を犯していることである。冤罪だというと、よく「被害者のことはどうなるの」と聞く人がいる。しかし、警察のこの二重の犯罪はどうであろうか。

＊　本稿は、「法学セミナー」九四年三月号掲載の拙稿「ルポ・足利事件　ＤＮＡ鑑定の怪」をもとにＤＮＡ鑑定の部分を増補したものです。

第5章　大分みどり荘事件

事件発生から逮捕まで

一九八一年六月二七日深夜、大分市の二階建てアパート「みどり荘」の一室で、一八歳の短大生が下半身裸で死んでいるのが発見された。部屋には、被害者が吐いたと思われる二～四センチ大の唾が残されていた。この唾は、鑑定の結果、A型の唾液で、中にはB型の血液が含まれていることが分かり、被害者が犯人に噛みついて吐き出したものと推定された。死体の第一発見者は、同じ部屋に一緒に住む姉だった。

六月二九日の大分合同新聞は、「顔見知りの犯行か」と報じた。その理由は、「①犯人が土足で押し入ったような形跡が見られない②路地を入ったアパートの一室で見知らぬ者には女性だけの住まいとはわかりにくい③錠が壊されておらず、Eさん（実名・被害者）に無警戒な面が見られる④帰宅直後の事件」としている。また、被害者の隣室の女性は犯行当時、「神様お許しください」という声を聞いている。犯人は、深夜訪ねても怪しまれない、被害者の姉がしばらくもどらないことを知っている、「神様お許しください」と祈る信仰心をもった、被害者と交友関係にある人間であると思われた。

ところが警察は、「重要参考人をよぶ——若い会社員を追及」することとなった（大分合同新聞八一年六月三〇日夕刊）。この会社員が、輿掛《くつかけ》さんだった。こうして被害者の隣室に住むホテル従業員の輿掛さんが、事情聴取をうけ、クロとされていくことになる。この急な展開に、何かおかしいと感じた人も多かったようだ。

輿掛さんがはじめに事情聴取を受けたのは、事件直後の二八日、午前四時から六時半までである。大分署に任意同行を求めたのは、藤内《とうない》喜雄警部補だった。取調室で、傷がないか上半身をくまなく調べられた。噛み傷がないかどうか検査したわけだが、新しい傷はなかった。三〇日は午前九時から事情聴取がはじまり、ポリグラフ検査が行われた。そして頭髪四本を任意提出させられた。この事情聴取の件が大分合同新聞に載ったわけである。

七月一一日に再び事情聴取が行われた。午後二時から一一時すぎまでで、このあと左手甲などの写真を撮られた。一五日には頭毛一本を任意提出させられた。月末には別府署で事情聴取を受けた。以降、輿掛さんは調べを拒否する。

九月一四日には、身体検査令状、鑑定処分許可状によって、陰毛一〇本を提出させられた。

一二月一一日にはホテルの同僚とタクシーに乗り、運転手と喧嘩となった際、なぜかKさんだけが逮捕された。別件逮捕である。

一二月二八日科学警察研究所より、部屋に残された毛髪のうち三本が、輿掛さんのものと同一との鑑定結果が出された。

翌年八二年一月一四日、「女子短大生殺人事件〝隣室の男〟逮捕へ『体毛、血液型（B型）が一致　大分署が断定　事件直後、新しい傷』」（大分合同新聞）と前打ち報道があり、その日のうちに、輿掛さん（当時二五才）は実家で逮捕された。

取り調べの状況

輿掛さんに対する取り調べの状況を見てみよう。
一九八二年
1月14日午後1時45分　新入監　食事昼なし
午後3時半〜11時　取調　食事夜なし

以後、藤内喜雄、原口二郎両警部補がそれぞれ二人ずつのチームをつくり、交互に追及。Kさんは風邪で発熱、全身倦怠、食欲不振、頭重感があった。

15日	午前9時半〜午後0時10分	取調	食事朝牛乳のみ
	午後1時20分〜6時05分	取調	食事昼弁当
	午後8時〜9時35分	取調	食事夜なし
16日	午前8時50分〜11時13分	取調	食事朝なし
	午後1時40分〜5時15分	取調	食事昼なし
	午後7時〜10時20分	取調	食事夜なし
17日	午前9時52分〜午後0時08分	取調	食事朝パンと牛乳
	午後1時43分〜5時55分	取調	食事昼なし
	午後7時半〜10時50分	取調	食事夜なし
18日	午前8時半〜午後0時半	取調	食事朝なし
	午前11時10分〜31分	弁護士接見	
	午後0時55分〜1時15分	取調	
	午後0時58分〜1時10分	母姉面会	「頬がこけて亡霊みたいでした」という。
	午後1時35分〜5時52分	取調	このころから「倒れている女性を見た。

被害者を殺したのは間違いないが、どうして殺したのか、どこから二〇三号室に入ったのか思い出せない」と供述。

	午後3時55分～4時10分	恋人面会
19日	午前10時～午後0時	取調
	午後1時09分～5時23分	取調
	午後7時～9時	取調
20日	午前10時03分～50分	弁護士接見
	午前11時～午後0時07分	取調
	午後1時10分～5時15分	取調
	午後7時20分～9時20分	取調
21日	午前9時半～10時41分	取調
	午前10時42分～52分	姉面会
	午前10時52分～11時50分	取調
	午後1時40分～5時半	取調
	午後6時40分～10時15分	取調

ほとんど食事をとらせてもらえず連日

最高一三時間の取調べを受け、睡眠不足に悩んだ。

（一九九四年六月一一日第一〇回人権と報道を考えるシンポジウム　鈴木宗嚴弁護士報告より）

一月二二日、「輿掛やっと自供『私に間違いない　恋人とけんか…カッと』　良心ゆさぶる説得で…」と自白報道が流れた（大分合同新聞）が、実際にはこういう内容の自白調書は存在しないという。

三月一五日、輿掛さんは強姦致死・殺人で起訴される。

初公判は、八二年四月二六日に開かれた。輿掛さんは、「被害者の部屋にいたことは覚えているのですが、自分がやったという記憶がありませんので、はっきりわかりません」と述べ、八三年三月一〇日第一二回公判まで、この供述を維持する。四月二一日第一三回公判になり、輿掛さんは「その時間は眠っていた。隣には行ってない」と、供述をひるがえし、以来無実を訴えることになる。

「自白」に追い込まれる過程

なぜ、輿掛さんは自白したのか？

輿掛さんは「代用監獄」での長時間の取り調べで、睡眠不足、疲労、空腹、トイレもままならず、孤立無援の誰も助けてくれない状況に追いこまれた。警察は、輿掛さんの恋人から不利な供述調書をつくるなど、親しい人との信頼関係を断ち切った。「弁護士は信用できない、警察を信じろ、家族に会わせてやる」と取り引きをもちかける。事実、母・姉と面会することになる。外界と遮断された人間は、自分を痛めつけた刑事にさえ頼るようになってくる。被暗示性から警察との偽りの信頼関係が形成される。

米CIAは、人間生態学研究協会を通じて、五五年から六年間にわたり、カナダ・モントリオール市マギル大学精神医学研究所のキャメロン博士に資金を提供し、「感覚遮断」（人間を長時間孤独におき、人間の行動をコントロールする）の研究をさせた。人間を、視覚・聴覚・感情交流が遮断された場所に長くおくと、刺激を求め、被暗示性が高まる。日本の筑波大学医学部系は、このマギル大学をモデルにつくられた。筑波大学は、七〇年安保闘争のさなか、旧東京教育大学が茨城県つくば市に移転、七三年開学した。国際勝共連合の拠点大学になったこともあり、「産学協同」路線の見本として、現在に至っている。

次に、「捜査側が犯人と決めつけて弁解を受け付けないため、被疑者自身が、『犯行』に至る過程や心理状態を主体的に想像、創作していく」（浜田寿美男氏の発言。「人権と報道・連絡会ニュース」第九二号）。これを「自己強化」という。犯人でなければ、事実を知らないため、供述がクルクル変わることが多い。犯行の状況や心理状態を主体的に想像、創作していく過程は、「ロールプレイング」（役割演技法）と同じである。アメリカの心理学者モレノ博士が開発、フランス軍がアルジェリア戦争で用いた洗脳方法として知られている。

警察が具体的な自白を引き出す方法は、サード・ディグリーとよばれ、一人が言葉による罵倒や暴力を振う役、一人が「君も大変だなあ」と、言葉やさしく慰める役、もう一人が理詰めで攻める役で、交互に被疑者を追及する。二人の場合は、一人が二役を兼ねる。罵倒・暴行は人間の自尊心を打ち砕き、被疑者に対し全能者としてふるまい、新しい価値観を植えつけるためである。だから、自白というのは、犯人であろうが、なかろうが、ありえることで、その信用性が問題となってくるのである。

このような方法は、企業特訓、労組研修、体罰（学校）、マルチ商法、洗脳（宗教）、軍隊教育（映画「フルメタル・ジャケット」に出てきた）などと同じで、すべて隔離された場所で行われる。

輿掛さんが、警察との偽りの信頼関係を断ち切る（否認する）きっかけは、指紋の件である。藤内刑事から被害者の部屋に輿掛さんの指紋があったことを聞かされ、半信半疑ながら、部屋に行ったかもしれないと思っていた。しかし八三年一月一三日第一〇回公判で、指紋がなかったことが明らかにされた。そして四月二一日第一三回公判ではじめて、否認した。

輿掛さんは無実を主張しつづけたが、六年たった八九年三月九日の判決（寺坂博裁判長）は

「無期懲役」だった。判決理由のなかで、①自白②左手甲・頚部の傷③体毛鑑定、を有罪の証拠としてあげている。

DNA鑑定の打診

被告・弁護側はただちに控訴した。

証拠は、弁護側も指摘するように、

①の自白は、肝心の犯行についての供述が一切ない。「秘密の暴露」がなく、「迫真性」もないなど、その信用性に問題が多いと思われる。

②は、大分合同新聞（八二年一月一四日）が「事件直後、新しい傷」と報道したもの。被告人の左手甲にあった傷（八一年七月一一日、事件から半月後の写真）が、被害者の抵抗によって生じたもの（噛み傷）というのだが、警察が当然の措置として撮影しなければならない事件発生直後の写真がなく（事件直後六月二八日早朝に新しい傷の有無を調べたがなかった）、傷が古いか新しいか判別できない。事件直後に警察が写真をとらなかったことは、撮影して保存すべき証拠がなかったことを意味する。頚部の傷についても、写真撮影がまったくされていない。

③は、同じく大分合同新聞（八二年一月一四日）に、「体毛、血液型が一致」と報じられたも

のだが、これは後述する。

さらに、被害者の首に巻かれたオーバーオールからO型の体毛が検出され、陰毛に付いていた精液はB型だったが、膣内に残された精液の血液型はA型かO型であることを、警察が隠していたことが判明している。

九〇年に控訴審がはじまり、九一年五月二三日の控訴審第八回公判後、前田一昭裁判長が「毛髪を再度、DNA鑑定してはどうか」と弁護団に打診してきた。これがのち、劇的な展開をたどることになる、みどり荘事件DNA型鑑定劇のはじまりである。

毛髪鑑定

六月二五日、第九回公判が開かれた。証人は、毛髪の再鑑定書を作成した柳川尭・九州大理学部助教授（当時・数理統計学）だった。柳川氏が、鑑定書、証言で、科学警察研究所の体毛（毛髪）鑑定に対して行った批判の概要は次の通りである。

「科警研毛髪鑑定の形態学検査は、鑑定人個人の主観的知識と個人的経験の中にとどまっており、『科学』にはなりえない。科学の専門的分野の人の間で研究内容を発表して、追試験

A図　陰毛　灰化処理　Caのピーク値

①	鑑定対象毛	甲第111号証	図９・776号(3)―１
②	鑑定対象毛	甲第111号証	図９・776号(3)―２―２
③	被告人の陰毛	甲第111号証	図10・776号(4)―１
④	被告人の陰毛	甲第111号証	図10・776号(4)―２
⑤	被告人の陰毛	甲第111号証	図10・776号(4)―３
⑥	被告人の陰毛	甲第111号証	図10・776号(4)―４
⑦	被告人の陰毛	甲第111号証	図10・776号(4)―５

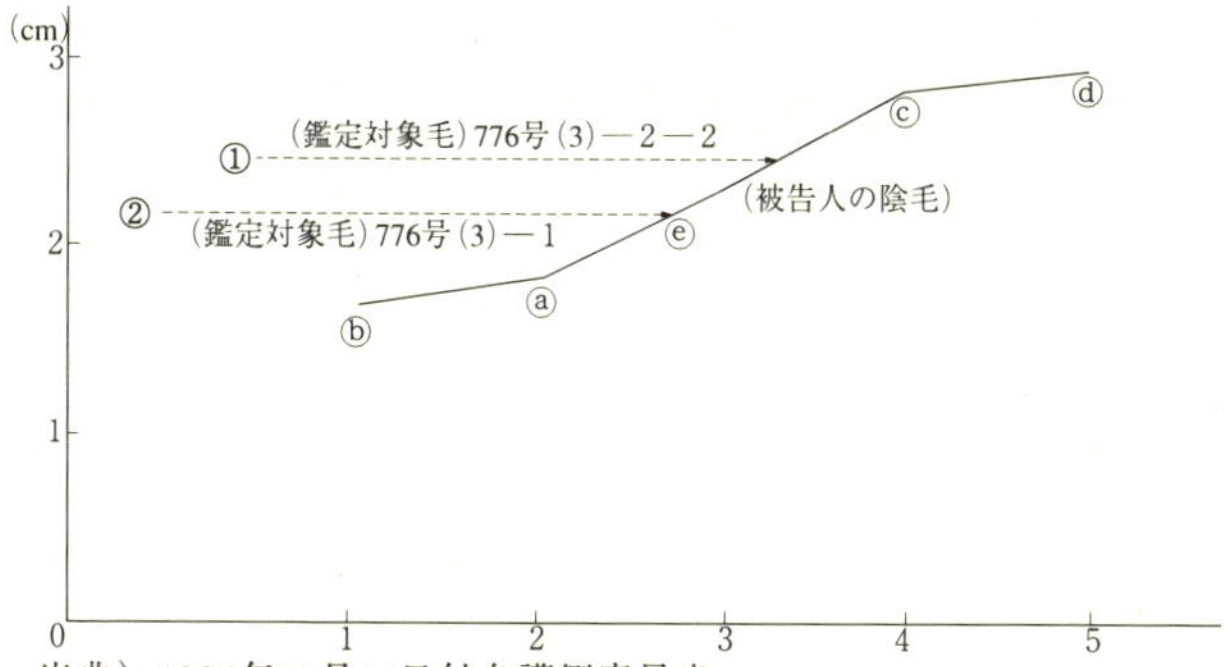

出典）1994年11月16日付弁護側意見書

等で検証が可能であって、専門分野の人を説得できる内容でなければ『科学』にはなりえないからである。

科警研鑑定の分析化学的検査としての元素分析も、以下の理由で科学の名に値しない。

イ　科警研毛髪鑑定の元素分析の根拠は、事件現場にあった毛髪と、被告人、被害者、被害者の姉ら三人の毛髪につき、それらに含まれている元素（塩素、カリウム、カルシウム）の量を比較し、現場の毛髪と被告人の毛髪に含まれている元素の量が同程度であったとしたものである。

ロ　上記の元素分析は、カルシウム

を例にとると、犯行現場で発見された毛髪中のカルシウムの量と被告人、被害者、被害者の姉の毛髪の中に含まれるカルシウムの量を比較し現場の毛髪中のカルシウム含有量のデータが、被告人のデータ、被害者のデータ、被害者の姉のデータの、いずれに一致するかを判断したものである。

ハ　そこで、被告人の五本の毛髪のカルシウムの量を左から小さい順に並べた折れ線グラフを作って、現場の毛髪に含まれていたカルシウムの量と比べてみると、A図のようなグラフになる。

ニ　ところが、次にA図と同様の方法で、被告人、被害者、被害者の姉の毛髪の中のカルシウムの量を比較すると、B図のようなグラフになる。

B図によれば、被告人と被害者の姉の各データの大部分は重なりあっている。ところが、このように、被告人のデータと被害者の姉のデータの重なりあった部分は「鑑定不可能領域」である。

なぜなら、現場の毛髪のデータが、被告人のデータと被害者の姉のデータの重なりあった部分、すなわち、上記鑑定不可能領域にあるとき、現場毛髪のデータは、被告人のデータに一致しているが、被害者の姉のデータにも一致しており、これらのデータだけでは、結局どちらの人物の毛髪であるのか判定できないからである。

B図　陰毛　灰化処理　Caのピーク値

出典）94年11月16日付弁護側意見書

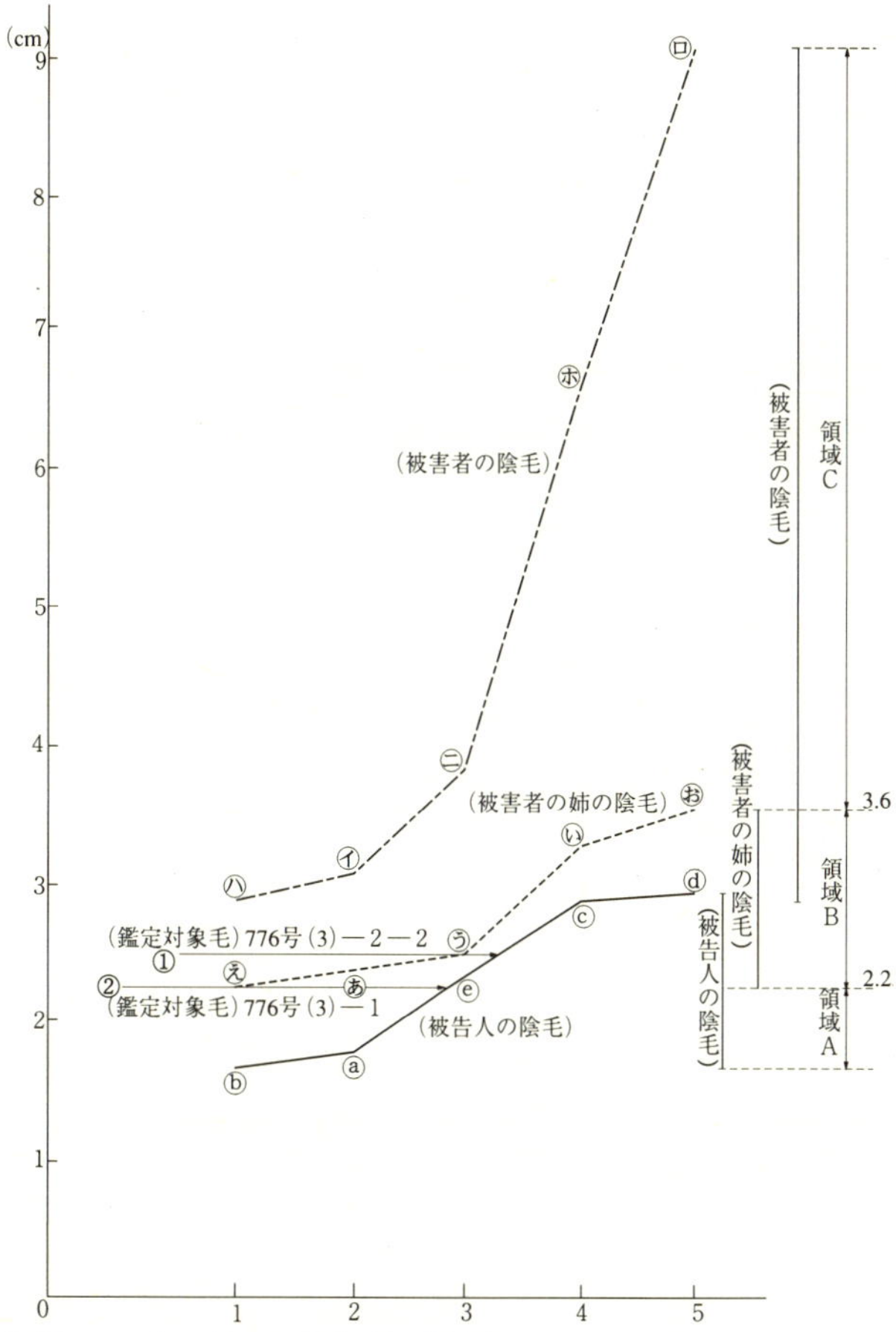

出典）1994年11月16日付弁護側意見書

ホ　この毛髪中のカルシウム含有量に関する鑑定不可能領域について、より詳細に調べるために、ヒトの毛髪中のカルシウム含有量のデータをA図やB図と同じ方法で並べてみると、C図のようになる。

C図からも分かるように、人の毛髪中のカルシウムの量の分布においては、ほとんどの人の間でその分布の大部分が重なり合っている。

これでは、科警研毛髪鑑定の元素分析が、現場で発見された毛髪と、被告人、被害者、被害者の姉という三人だけの毛髪との間でカルシウムの量を比較をして個人の識別をしようとしたことは全く意味のないことである。

ヘ　このような鑑定不可能領域の現象を理解した上で、ひるがえって考えてみると、科警研毛髪鑑定の元素分析が、現場の毛髪のデータと被告人ら三人のデータとしか比較せず、三人以外の人間のデータを全く考慮しなかったこと自体が根本的な誤りであった。三人以外の人のデータを全く考慮しないことは、三人以外の人が犯人である可能性を初めから無視しているわけである。そうであれば、科警研毛髪鑑定の元素分析は、被告人ら三人の中に犯人がいるという結論が初めから存在していた鑑定だったと批判されても仕方がない。科警研毛髪鑑定の元素分析は、その方法論において、このような致命的な欠陥を抱えていたわけであり、『科学』の名を騙った鑑定であったと言わざるを得ない。

図C　頭毛　灰化　Caのピーク値

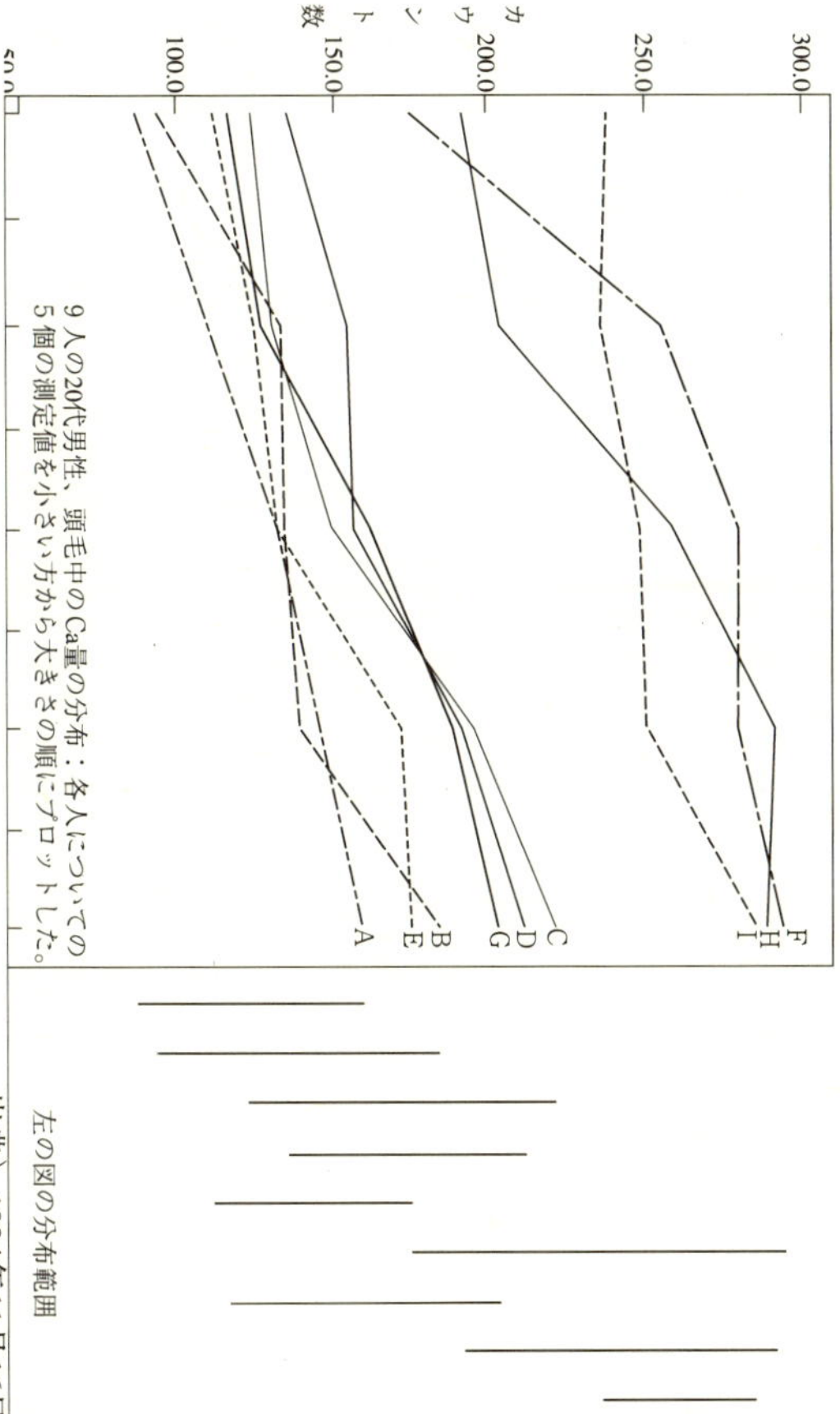

出典）1994年11月16日付弁護側意見書

なお、このように現場で発見された毛髪と、被告人、被害者、被害者の姉という三人だけの毛髪を比較するという方法は、元素分析の場合だけでなく、形態学的検査の場合にも用いられている。

従って、科警研鑑定の形態学的検査もその方法論につき致命的欠陥を抱えていた点は元素分析の場合と全く同様である」（一九九四年一一月一六日付弁護側意見書）

さらに、みどり荘事件弁護人・岩田務弁護士は、

「比較するための被告人の毛髪（標本）が五本から十本ときわめて少なく、そのため被告人の毛髪の特徴自体が明らかにされていないのです。つまり、現場から採取した毛髪と比較しようとしても、比較の基準になるべき物差し自体がいい加減だということです。次の『鑑定不可能領域』の問題というのは、科警研鑑定は被告人の毛髪と現場から採取した毛髪の双方に含まれている元素の量を比較して、いずれも中等度であるからとして『双方の毛は同一人に由来する』と判断していることです。けれども、特定の元素含有量が中等度という人は世の中にいくらでもいます。たとえて言えば、ある特定の人物の身長も中ぐらい、犯人の身長も中ぐらいと分かったとしても、中ぐらいの身長というのはいくらでもいるわけで、そんなものは判断材料にはなりません。科警研鑑定というのは、その程度のものだったのです」（小林

道雄『夢遊裁判』講談社　二四一頁）

長すぎる引用となってしまったが、科警研が「科学、科学」と言いながら、実は「科学の名に値しない」鑑定とはっきり断定された貴重な、かつ重要な内容なので、あえて掲げた。

八月一日第一〇回公判では、検察側が柳川助教授に対して反対尋問を行った。しかし内容は、裁判長から何度も注意されるほどポイントがずれたものだったという。

DNA型鑑定書提出される

科警研鑑定が事実上崩された第一〇回公判後、前田裁判長は、被告人の毛髪と被害者の体内に残された精液に対するDNA型鑑定の手続きを再度弁護側にはかってきた。こうして日本ではじめて、裁判所の職権によってDNA型鑑定が採用されることになった（実際に採用されたのは第一二回公判）。だが展開は、〝有罪にしろ、無罪にしろ説明できる確かなものを求めた〟裁判所、〝科警研の体毛鑑定が崩された〟検察、〝迷いながらDNA型鑑定を受けいれた〟弁護側の三者の思惑をはるかに越えるものになった。

九一年一一月一四日、福岡高等裁判所第一刑事部・前田一昭裁判長名で、茨城県の筑波大学

社会医学系長室にて、川崎貞夫判事、古田邦夫、徳田靖之、安東正美、西山巌の四弁護人立会いの上、三沢章吾《みさわしょうご》・筑波大社会医学系教授（医学博士）にＤＮＡ型鑑定（犯行現場に遺留された約七〇〇本の毛髪、被害者の膣内容の付着したガーゼ片とK氏から採取した血液）を委嘱した。科警研鑑定で、被告人のものと鑑定された毛髪は含まれていない。

三沢章吾氏は、一九三八年生れ、東京医科歯科大卒。専門は法医学。現在、ＤＮＡ多型研究会運営委員長もつとめている。

この時の鑑定人の説明によると、「鑑定対象物は十年前と古いものなので、まずは半年かけてそれに類似する古さの毛髪類を使っての基礎実験を行い、その上で翌年（九二年）夏ごろから本件の遺留毛髪や膣液を含むガーゼの鑑定作業に入り、鑑定書は（九二年）十月ごろには提出できるだろうとのことだった」（前出『夢遊裁判』二四五頁）。

九二年六月一七日第一四回公判が開かれた。本公判で、筑波大が「当時の体毛（一一年前のもの。証拠品とは別）を予備的に鑑定し、十年以上前の古い体毛でも鑑定出来ることを（別のもので）証明する必要があるが、（現実問題として）入手は不可能。予備鑑定が無理なら証拠品を使った本鑑定をしても証明力に欠ける」と伝えてきたことが明らかとなった（読売新聞九二年六月一八日福岡版）。しかしなぜか、鑑定作業は続行されている。

九二年九月になり、裁判所が鑑定人に問い合せたところ、提出は一二月末になるとのことだった。

九三年二月四日第一七回公判が開かれた。金沢英一裁判長に変わり、「鑑定書の提出は九三年四月上旬になる」と述べた。

だが、四月上旬になっても鑑定書は提出されず、やっと、三沢章吾・筑波大教授からDNA型鑑定書が提出されたのは、九三年七月三一日付だった。

ACTP2法とは？

三沢氏のDNA型鑑定の方法は、ACTP2法と呼ばれるものだった。九三年四月に開かれた第七七次日本法医学会総会で、三沢章吾、原田勝二ら筑波大グループは、「血痕・毛根試料からの個人識別に有効なVNTR（ACTP2）の検出」と題する報告を行っている。

ACTP2法は、ヒトβ—アクチン関連プロセス遺伝子にあるGAAAの四塩基反復配列を調べる。アクチンは筋肉収縮にかかわるタンパク質で、六種類のアクチン遺伝子がある。うちβ—アクチン遺伝子は一般細胞にある。プロセス遺伝子は偽遺伝子の一つ。偽遺伝子は塩基配列上は遺伝子の形をしているが、遺伝子の機能を失ったDNA領域である。染色体上に多数認められている。ヒトのβ—アクチン遺伝子に対応する二〇種類以上の偽遺伝子が存在するという。ACTP2法は、その偽遺伝子のうちGAAAの塩基配列を検出する。

三沢氏ら筑波大グループの研究のもとになった論文は、アメリカ国立精神健康研究所神経科学センターのポリメロポウロス、ラス、ホン・シアオ、メリルが九二年に報告した（ニュークレイック・アシッズ・リサーチ二〇巻六号　一九九二年）。論文ではACTBP2法となっている。ACTBP2法は、第6染色体ヒトβ―アクチン関連偽遺伝子のAAAG塩基の反復配列を検出するものである。ACTP2法のGAAAとACTBP2法のAAAGとは若干表現が異なるが、プライマーは同じなので、同じ部位を増幅すると思われる。

AAAGの4塩基配列は染色体上に多数あり、大分医科大法医学教室のグループがいくつか紹介している（『DNA多型二巻　マイクロサテライトの多型と応用』　東洋書店）。ACTBP2のAAAG塩基配列は、特異的なプライマーを用い、PCR法によって検出する。同じAAAG塩基配列でも、部位によって使うプライマーが異なる。長崎大のグループの論文（前出）には、第5染色体のヒトβ―アクチン関連偽遺伝子が出てくるが、プライマーは異なっているのである。

DNAの二～五塩基程度の反復配列はマイクロサテライトと呼ばれ、八九年に発見された。ヒト染色体中に多数存在している。「DNAの断片化が避けられない陳旧資料でも全長が保存され易く、PCRによる増幅が可能なことが多い」ことから、犯罪捜査の有用な手法として注目されている。しかし技術的問題点として、「①検査法の標準化がなく、また潜在的エラー率が測定されていない。②電気泳動法によるDNA断片長の決定は不確実で、エラーが起こり易い、不適切な操作があるほかに技術的な限界もある。③確率計算の基礎となる有効な日本人頻度が明らかになっておらず、また、対象が外国人である場合の取り扱いも確立されていない。④確率の不適切な解釈が起こり得る」と指摘されている（勝又義直「法医学とマイクロサテライト」『DNA多型二巻』東洋書店）。ここで指摘された技術的問題点は、マイクロサテライトのみでなく、DNA型鑑定全般に言えることである。技術的問題点をクリアーしないまま、現在もDNA型鑑定が行われているのである。

鑑定の結果は「クロ」

ところで、九一年一一月に鑑定委嘱されながら、鑑定をACTP2法で行うことを決めたのが九二年一〇月か一一月で、九三年一月に再度輿掛さんの血液採取を依頼し、これを用いて実験にとりかかったのは、九三年三月ころだという。

この点について、弁護側は「三沢教授や原田助教授らは、未だACTP2法の採用自体を決めてすらいない段階で裁判所に対し三カ月後（九二年九月に、一二月末に鑑定を出すと回答したことをさす）には鑑定書を提出する等と回答し、未だＡＣＴＰ２による実験方法が確立しておらず、鑑定資料からのＤＮＡの検出が全く始まっていない段階で、被告人の血液を採取して送らせるといったルール違反を平然と犯している」と痛烈に批判している（九四年一一月一六日付弁護側意見書）。

提出された鑑定書を見てみると、「ＡＣＴＰ２―ＶＮＴＲの対立遺伝子（アレル）の頻度を検索するため、ランダムに集めた血縁関係のない血液試料（六五検体）から抽出したＤＮＡより分析した」「各々のアレルの名称として、２３０bp（塩基数）を1とし、二塩基増加するごとに、２、３、…と命名し、３４０bp（アレル名56）までを記載してある」「被害者とその姉は同じＰＣＲ増幅産物（２６０bpと２９０bp）をもつ、15／32型であるが、Ｋ氏のものはこれと異なるＰＣＲ増幅産物（２６２bpと３０１bp）をもつ16／36型であった」「符号16の1から抽出されたＤＮＡを用いたＰＣＲ増幅産物はＫ氏の血液（から抽出・精製した）ＤＮＡからのＰＣＲ増幅産物と同一の電気泳動パターンを示すもの（16／36型）が検出された。16／36型が血縁関係のない一般集団中に出現する確率は、〇・〇八八％と非常に小さい。従って、この毛髪がＫ氏と同一型を持つ別の人物である確率は極めて低いと仮定しても、その誤りの危険は少ないものと考えられる」。ＧＡＡＡの四塩基のくり返しなのに、なぜ二塩基ごとにアレル名を変えていくのだろうか？

鑑定書に添付された表にもとづいて、出現頻度を計算すると、〇・〇三八五×〇・〇二三一×2で〇・一七八％となり、決して〇・〇八八％にはならない。二をかけないと誤りである。また試料サンプルが六五と少なく、日本人のデータベースもないので、本来確率計算が成立しない。

鑑定の結論は、「犯行当時現場に遺留された毛髪の1本から、被告人のACTP2－VNTRと同一の型のDNAが検出された」。つまり、被告人は犯行当時現場におり、犯人だというのである。

鑑定書への相次ぐ疑問

この鑑定結果に驚いた弁護側は、すぐさま鑑定書の検討に入った。九三年九月二一日福岡高裁で裁判所、検察、弁護人の三者打合わせがあり、席上弁護側から裁判所に対して、鑑定書のおかしな点についていくつか質問した。すると、その前日の九月二〇日付速達（二二日消印）で、二三日高裁にDNA型鑑定訂正書が郵送されてきた。

この訂正書では、三二カ所にわたって訂正がされていた。訂正部分は、

①鑑定書作成の日付が、「平成五年七月三一日」が「八月一〇日」に訂正（鑑定書本文には、

はじめから「平成三年一一月一四日から平成五年八月一〇日までの六三六日間を要した」とあった)。

②鑑定資料(毛髪)の符号、台紙番号、毛髪番号に二一カ所の誤りがあった。

③DNA型鑑定での被告人、被害者、その姉の塩基数、型がそれぞれ間違っていた。

具体的には、

「230bpを1とし」が「238bpを1とし」

「260bpと290bp」が「268bpと290bp」

被害者は「15/32型」が「15/27型」

輿掛さんは「16/36型」が「11/32型」

などである。刑事事件の鑑定書で、これほどの訂正数は前代未聞といわれている。ケアレスミスはよくあるが、最も重要な部分の訂正であることが致命的だった。

九三年一二月九日、控訴審第一八回公判が開かれた。いよいよ鑑定人・三沢章吾筑波大教授への質問である。弁護人は反対尋問で、鑑定書の訂正について質問した。すると三沢証人は、鑑定書の作成日付については「秘書のワープロミス」、鑑定試料の番号ミスは「実験に関与していないので分からない」、DNA型について、鑑定はまず基礎データが作成され、それに基づいて鑑定文が書かれるはずだが、それが間違っていたのはとの問いに、「基本ルールに従った」、基礎データと鑑定書本文がくい違ったということは、鑑定書の基礎となったデータと裁判所に提出されたデータが別物だったか、基礎データの改ざん・作り直しではとの質問に、「結論に間違いはない」とくり返すだけだったという。

九四年一月二六日第一九回公判でも、三沢鑑定人が証言した。この日も弁護側の質問に対して、「それは原田助教授がやった」とくり返すだけだったという。自ら鑑定委嘱を受けながら、実際の鑑定は原田助教授がやったことを証言したわけである。

四月二〇日第二〇回公判では、引きつづき三沢鑑定人質問のあと、弁護側から驚くべき事実が明らかにされた。K氏と同一のDNA型が検出された毛髪の長さが一五・八センチもあったというのである。

K氏は事件当時、パンチパーマをかけており、長くても七センチぐらいしかなかった。一見して被告人のものではないと識別できる毛髪なので、科警研への毛髪鑑定の依頼からはずされたものだった。その長い毛髪が、K氏のDNA型と一致したというのが、鑑定書の中味である。それも〇・〇八八％の確率だという。このことは、DNA型鑑定にまったく信用性がないか、当の毛髪が被害者・その姉・被告人の三人を除く人のものかもしれないことを意味する。しかし検察側は、この事実にめげずに、被告人にたまたま一本長いのがあったんじゃないのかと言ったという。

四月二〇日付で弁護側は、「三沢章吾作成名義の鑑定書の証拠能力にかんする意見書」を提出した。鑑定委嘱された三沢教授は自らは全く鑑定を行わず、すべて原田助教授にまかせていた。原田助教授は、裁判所から選任された鑑定人ではなく、宣誓もしていない。よって、鑑定書に証拠能力がないと述べている。

さらに三沢教授は、宣誓のうえ鑑定を引き受けながら、多忙であったとか、免許がない（DNA型検査にはアイソトープを使うことがあるが、三沢鑑定人はその免許を持っていない）とか、人員が不足していたなどと弁解し、鑑定人としての自覚、素養、資格に欠けていることを、強く指摘した。

また、「一つの法医学的テストが証拠として認められるには、①そのテストの基礎になる理論が、その分野の科学者に妥当であるとみなされなくてはならならず、②そのテストの方法自体、信用性があると周知されていなければならず、③その方法は、他のケースで適切に使われた事実がなければならない。

ところが、三沢鑑定人の証言によると、ACTP2法に基づくDNA鑑定は我が国で初めてのことであり、鑑定受諾当時、原田助教授を含め、筑波大学では本件のような古い毛髪という試料を用いた検査をした経験さえなかったというのである」と、「鑑定書」としての真正な資格に疑問を投げかけている。

鑑定書の信用失墜と異例の保釈

六月六日第二一回公判では、実際に鑑定にあたった原田勝二助教授が証言台に立った。原田証人は、鑑定書に記載した輿掛さんとDNA型が同一とは、「類似性が高い」という意味だと証言した。

七月四日第二三回公判では、問題となった輿掛さんが事件当時、髪の毛がはたしてどのくらいの長さであったかを確認するため、三人の証人がよばれた。一人目は、事件の一〇カ月前八〇年九月四日、父親の葬式の際、写真を撮った輿掛さんのお姉さん。輿掛さんは葬式の前日散髪に行っている。いろいろな角度から撮影された喪主・輿掛さんは、髪の長さは長くて一センチくらい。次の証人は、事件当時理髪店で、輿掛さんを担当していた三上氏。三上氏は、輿掛さんが一カ月に一度は散髪に来ており、髪型はパンチパーマで、事件後まもなく撮影された輿掛さんの写真（八一年七月一二日）もパンチパーマと証言した。さらに、大分県理容業界のベテラン・雪野氏も、パンチパーマの髪の長さは長くても五センチ、事件後まもなくの写真も長くて五～八センチと証言。問題の一五・六センチの毛髪が、輿掛さんのものである可能性が完全に消えた。

この公判結果を受け、K氏は八月一日保釈された。

一一月一六日第二三回公判。永松昭次郎裁判長に変わった。手続き更新が行われ、弁護団、被告人、検察官が意見を述べた。

一二月一九日第二四回公判。原田証人への二回目の質問が行われた。弁護人らは、「抽出され拡大された遺伝子の型を他の型と区別するには、最低限〇・五ミリの精度が必要なのに、鑑定人らは一ミリ単位の物指しで計測しているのは問題だ」などと指摘。これに対し、原田助教授は「鑑定当時（九一年から九三年八月）としては、できる限りの技術を使ったが今の研究成果からみると、未熟で破たんしている」と答えた（朝日新聞九四年一二月二〇日福岡版）。つまり一塩基ごとの識別・判定が困難なため、本当に一致しているがどうか判断できず、そのため「ひょっとしたら同一型かもしれない」「類似性が高い」と言ったのである。「鑑定は破たんしている」と原田証人が証言した瞬間、裁判官たちは驚きの表情を隠さず、傍聴席からどよめきが流れたという。さらに弁護人らは、原田助教授があたかもDNAが一致しているかのように見せた合成写真を作成して、それを何の説明もつけずに鑑定書に添付したことを指摘した。この公判で、DNA型鑑定書にまったく信用性がないことが明らかになった。

合成写真の問題に関し、山内春夫・新潟大医学部教授は、最近の日本法医学会・DNA多型研究会で注目すべき提言を行った。

「DNA鑑定は、特殊なフィルム上に付着させたDNA断片のしま模様（バンド）を比較、DN

A型の一致を見るが、輪郭がはっきりしないバンドを読み取るために画像調整が必要だ。しかし、鑑定を実施している施設では、操作が簡単なことからコントラストや明るさをコンピューターに『補正（調整）』させている」。

「こうした背景から①だれでも簡単に高度な修正や合成ができる②画像の補正と意図的な修正の区別がはっきりしない③判読不能なバンドがデジタル処理によって判読されてしまう――などの問題点があると指摘している」（読売新聞九五年一月九日朝刊）。

この危険性が、鑑定にいつもはらんでいることを、原田助教授は自ら示した。

九五年二月二四日結審。

六月三〇日、輿掛さんに無罪の判決。

最後に

マイクロサテライトＤＮＡ型鑑定は、科学警察研究所でも研究・開発が進められている。『平成６年版警察白書』（内容は九三年度）では、「人の血痕、体液斑痕、組織片等に含まれているＤＮＡは、時間の経過とともに分解されるため、ＭＣＴ１１８型又はＨＬＡＤＱα型のＤＮＡ型検出が困難な場合がある。このため、多様な鑑定資料からのＤＮＡ型検出を可能にする三、四塩基の繰り返しから成る短鎖DNA部位を用いたDNA型検出法の開発・研究を行っている。また、鑑定資料への外部環境や経時的変化等について詳細に検討し、各種鑑定資料に適したDNA型鑑定法の確立を目指した研究を行っている」としている。

九四年になり、五月群馬県前橋市で開かれた第七八次日本法医学会総会で、科警研の吉田日南子・関口和正・水野なつ子・笠井賢太郎・坂井活子・佐藤元・瀬田季茂が「法科学資料からのShort Tandem Repeat部位の多型検出」の報告を行った。くわしい内容は不明だが、これによると繰り返し単位四塩基のTH01座位（第一一染色体）を研究中のようである。また、行方を追う必要がある。

第6章　幼女連続誘拐殺人事件（M君事件）

「親子ではない」という鑑定結果

「スゴ腕DNA鑑定」のタイトルで有名となった朝日新聞（九一年一二月三日朝刊）のコラムの中に、「八九年に東京、埼玉で起きた連続幼女誘拐殺人事件では、Aちゃん（実名）（当時五つ）の遺体の身元証明に使われた」とある。DNA型鑑定の代表例として、足利事件、足立区で起きた主婦殺人事件（九〇年二月発生）、栃木県で起きた連続強姦事件（九〇年一月佐野市、小山市で発生）、みどり荘事件とともに、現在東京地裁で裁判が進行中の幼女連続誘拐殺人事件（M君事件）もあげられている。

『現代用語の基礎知識』（自由国民社、九三年版）も、「この方法（DNA鑑定）によってM（実名）被告にかかわるA（実名）ちゃん殺人事件や、東京・西新井署管内のパート主婦バラバラ殺人の被害者特定などが行われ、捜査上重要な資料となっている」と、M君事件を例としてあげている。

八九年六月一一日、埼玉県の宮沢湖霊園で頭部・手足が切断された幼女の遺体の胴体部分が発見された。一二日警察は早くも遺体を、六日江東区で行方不明となっていたAちゃんと断定した。

身元確認のため、DNA型鑑定を行ったのが東大法医学教室の石山昱夫教授と吉井富夫研究員だった。「胴体発見の翌日ごろにはDNA鑑定に取りかかった」（佐久間哲夫『恐るべき証人』悠飛社）という。石山氏は一九三一年生れ、東大医学部卒、帝京大教授、東大医学部法医学教室第六代教授を歴任、東大を九一年退官し、現在は帝京大学医学部教授。

石山氏によると、「この事例は、東大の法医学教室がいろいろな面で関係しました。まず、頭蓋骨は私が鑑定しました（八九年八月）。そして、身体部分は埼玉県で発見されたというニュース（八九年六月。こちらの方が時期は早い）がテレビのテロップに流れたのを見た私は、すぐに警視庁の検屍官室に電話して、筋肉などの軟部組織を少し保管しておいてくれれば、父子鑑定の要領で幼児の身元がDNA分析で可能になるだろうと伝絡《ママ》しました。

そして、警視庁の方ではその通りにやってくれたので、早速、父母の血液を採取してもらい、これらについてDNA分析したわけです。ところが、死体のDNAは著しく変性しており、未変化の高分子DNAは殆ど存在しないという状態で、DNAフィンガープリントが出来るか否かは不明といった状態でした。それでも、何とか高分子DNAをあつめ、これと父母のDNAとフィンガープリントで比較したところ」その結果は、「父母のDNAフィンガープリントと幼児のそれとは符号している部分がありません。警察の方にその旨を報告し、貰い子の可能性は無いかと調べてもらったのですが、その可能性は無いというのです」（石山昱夫「法医鑑定の虚と実」九一年二月一四日、東大最終講義）。

親子ではない、すなわち発見された遺体はAちゃんではない、という検査結果が出た。つまり、DNA型鑑定の結果は実際には、警察の断定と異なっていたわけである。

再検査に

鑑定の独立性を理解しない石山氏は、

「そうすると、高分子DNAが存在するといっても、相当に分解されており、それを更に制限酵素で切断するのだから正常よりもやや短いDNAの切断片が生じたものと考えられます」と理由をつけ、PCR法による検査を行った。別に高分子DNAが分解したことが確められたわけではない。警察の意向（Aちゃんと断定）に添わなかったからであり、別の人がクレームをつけた場合、違う方法で検査を行ったかは極めてあやしいものである。

石山氏の『法医学への招待』（ちくまライブラリー）では、

「死体は死後五日前後と推定されたが、初夏で熱い日が続いていたために、かなりいたんでいた。死体から肺、筋肉、腎、脾を採取し、これからＤＮＡを抽出したが、ほとんど分解されており、肺からごくわずかの高分子のＤＮＡが得られたのみであった。このＤＮＡと両親の血液から得られたＤＮＡについてＤＮＡ指紋分析を行ったところ、はっきりした結論は出なかった。というのは、死体からのＤＮＡは、両親のそれからわずかにずれていたからである。」

どのくらいずれていたかは、ここではわからないが、「貰い子の可能性は無いか」と問合わせたところをみると、石山氏は親子関係を否定する検査結果を出したわけである。

しかし、警察の意向に反したため、石山氏らは再検査を行うこととなった。

「本件については、ＰＣＲ法で分析したわけです。ＰＣＲでターゲットにしたのはＨＬＡＤＱαの多型とミトコンドリアのＶ領域の多型です。こうすると、幼児の型は１／３、父は１／３、母は３／３であるから、親子関係としても矛盾しないということになります。更に、ミトコンドリアのＶ領域については、母親はＶ領域については９塩基が欠失しており、幼児もこの型でしたので母子としても矛盾しないことになります。更に、興味があったのは、母親がＨＢ陽性であるということを警察の方から報告してきました。若し、そうならば、幼児の方には垂直感染がある筈であるからＨＢ陽性の筈です。肝臓組織が剖検した埼玉県の大学の方でホルマリン固定してあったので、これを分与してもらい、これからＤＮＡを抽出し、ＨＢ遺伝子を検出用のプローブを用いて分析したところ、この幼児はＨＢ陽性であることが判明しました。

こうなると、ＨＬＡＤＱα、ミトコンドリアＶ、肝炎ウィルス陽性の三点から、親子関係の肯定確率は九九・八％ということになり、実際に親子関係は成立しているといっても矛盾しないことになります。更に、その後で、ミトコンドリアのＤ－ループの多型性の部分の塩基配列を調べたところ、幼児と母親の型は完全に一致したということから、この幼児は母親の子供であることが確実といって良いことになります」（前出「法医鑑定の虚と実」）

と今度は、親子関係を認め、警察の意向と一致した。

再鑑定の方法

ＨＬＡＤＱα型は、免疫に関わる第六染色体のＨＬＡ遺伝子複合体（ヒト白血球抗原）ＤＱα

遺伝子座の塩基配列の多型を調べる方法（ＭＣＴ１１８型のように塩基の繰返しの数を調べる方法ではない）で、科学警察研究所ではシータス社の鑑定検査キットを使用し、六つのパターンに分けている。

『法医学への招待』（前出）によると東大では、

「ターゲットとしてはＨＬＡ－ＤＱα遺伝子（個体の免疫型を規定する因子）のタイピングである。これには、１、２、３、４の四つの多型性がある。また、この遺伝子の塩基配列は判明しており、しかも、多型性を示す部位も判明しており、プライマーの構造も分かっているので、これを用いて分析したところ、１／３型（１と３の型が存在している）であった。父は１／３、母は３／３型であるので、父母の子供としては矛盾しないが、これだけでは充分ではない。」

科警研では、１型を三つの亜型に分け、六つの多型となっている。ところで、各型の出現頻度は、東大の場合は明らかにされていないので、かわりに科学警察研究所が日本人三六〇人を調べた結果を見てみると、１型は四七・七八％、２型〇・四二％、３型は三九・〇三％、４型一二・七一％となっている（佐藤元・坂井活子・水野なつ子・吉田日南子・笠井賢太郎・瀬田季茂「血痕および精液斑からのＨＬＡＤＱα型検出と日本人における出現頻度について」『科学警察研究所報告　法科学編』九三年八月号）。

父が1／3型、母が3／3型で、子が1／3型の場合を、この数字によって計算すると、ベイズの定理により、分母は〇・四七七八×〇・三九〇三×2＋〇・三九〇三×〇・三九〇三×2、分子は〇・四七七八×〇・三九〇三×2。結果は〇・五五。

ミトコンドリアは、細胞の中、核の外にある細胞内小器官で、細胞呼吸、エネルギー生産を受けもつ。ミトコンドリアは一細胞内に数千個あり、各ミトコンドリアが数個ずつ遺伝子をもち、DNAが存在する。ミトコンドリアのDNAは必ず母親から子孫に伝えられる。

『法医学への招待』（前出）では、

「そこで、ミトコンドリアのDNA多型について分析した。ミトコンドリアのDNAは母系遺伝するものとして有名なもので、父親は関係しない。このDNAの多型は、ミトコンドリアDNAのなかのV領域部分とDループ領域部分に存在している。ここではV領域の多型性を分析した。この領域には、ACCCCTCTという九個の塩基が二回繰り返している箇所があり、日本人ではこの型のヒトが八〇％、一回しか繰り返さない欠失タイプが二〇％である。後者は前者と比べて九塩基だけ短くなっている。また、この部分のPCR法のためのプライマーも判明しているので、これを用いて分析したところ、母は欠失タイプで、死体も同じ型であった。」

よって、この場合の母子肯定率は二〇％となった。

このミトコンドリアV領域の鑑定について、石山氏らは別の論文で、「個人を二群に分けうるのみであり、さらに非欠失型が全体の約八割を占めるために個人識別能は決して高くない」とし、評価は低い（塚本哲・吉井富夫・山田良広・福井謙二・石山昱夫「クローン化ミトコンドリアDーループ遺伝子シークエンスによる分析困難な法医鑑定試料からの個人識別」『日本法医学雑誌』四五巻三号九一年。同論文では九塩基はCCCCCTCTAとなっている）。また石山氏の最終講義では、「ミトコンドリアのDーループの多型性の部分の塩基配列を調べたところ、幼児と母親の型は完全に一致した」とし、母子肯定の根拠としているが、この方法の正式な論文・報告はないし、前記塚本他論文を見ても、まだまだ研究途上のデータのみである。

HB陽性は、B型肝炎ウイルス（HBウィルス）のキャリア。このウィルスは母から子に伝えられる（母子垂直感染）。日本では約二％のキャリアがいると推定されている（日沼頼夫『新ウィルス物語』中公新書。これは名著である）。この場合の確率は二％である。

「母子の確率」の問題点

HLADQα型、ミトコンドリアV型、HB陽性をかけ合せると、〇・五五×〇・二×〇・〇二＝〇・〇〇二二。母子肯定確率は九九・七八％となり、石山氏が計算した九九・八％とほぼ一致する。問題は肯定確率をどのように評価するかである。関係書では「親子関係の存否を知るには、メンデルの法則に則ったヒトの遺伝形質について調べ、矛盾があるかないかを確認するのが最も確実な方法である。もし一つでも遺伝形質が合致しなければ親子関係を疑ってみるべきである。しかし、全ての形質が合致しても、その親子関係を絶対的に肯定することはできない」。「（得られた親子肯定確率）の評価については、人によってまちまちで統一された見解はない。一般に、１００％近い非常に高いP.P.（親子肯定確率）が得られた場合に限って高い評価を与えることができるが、断定することはできない」（原田勝二編『ヒトＤＮＡ　Polymorphism』東洋書店、一五七〜一五九頁）と言われている。同書では、九がかなり並んだ親子肯定確率が示されており、九九・八％は決して高い数字ではない。石山氏のように、親子関係は矛盾しないとはいえても、断定することはかなり無理である。

フィンガープリント法

もう一つの問題は、最初のジェフリーズの方法の評価である。親子関係の確度をあげるためには、いろいろな方法を試み、十分に高い肯定確率（一〇〇％近い）が得られるまでつづける必要がある。一つの方法で否定されたが、三つの方法で九九・八％を得たから認められるものではない。「一つでも遺伝形質が合致しなければ親子関係を疑ってみるべき」なのである。前にも述べたように、ジェフリーズの方法の際、高分子DNAが分解したとは確認されていないのである。三つの方法で矛盾しないといっても、ジェフリーズの方法が明らかにまちがっていると、証明されない限り、親子関係を肯定するのはおかしいのである。(石山氏は根拠とした数字を明らかにせず、またHLADQα型、ミトコンドリアV型、HB陽性とも日本人のデータベースにもとづいていないため、本来確率計算は成立しない)。

ジェフリーズの方法は、すでに述べたように、一九八五年イギリス・レスター大学遺伝学研究所のアレック・J・ジェフリーズ教授が発見、発表した方法である。筋肉中のタンパク質をつくるヒトミオグロビン遺伝子の第一イントロンのなかに三三塩基を一単位とする短い反復配列構造が、ヒトの染色体中にも多数存在していることを見出したものである。

ジェフリーズらの発表論文を、科学技術文献速報ライフサイエンス編で見ていくと、

八一年「ヒトおよび霊長類におけるβ—グロビン遺伝子群の進化」

八二年「チャイロキツネザルからの雑種δ—グロビン疑似遺伝子の単離と配列分析」

八二年「アザラシのミオグロビンmRNAの分子クローニング」

八三年「アザラシのミオグロビン遺伝子　異常に長いグロビン遺伝子」

八三年「ヒトインターフェロンDNAとのハイブリダイゼーションにより検出したせきつい動物インターフェロン遺伝子群間の比較」
八四年「ヒトミオグロビン遺伝子　ヒトゲノム中3番目の分散グロビン遺伝子座」
八四年「霊長類ψβ1遺伝子　古代のβ―グロビン偽遺伝子」
八五年「ヒトのDNAの超可変性ミニサテライト」
八五年「ヒトDNAの固体特異〝フィンガープリント〟」
八五年「ヒトのDNAフィンガープリントによって、論争中の移住者の家系がはっきりした」
八五年「DNAフィンガープリントの法医学的応用」

となっている。最後の四つの論文（『ネイチャー』掲載）が、DNAフィンガープリント法に関するものである。一見して、ジェフリーズのテーマがグロビン遺伝子、ミオグロビンだとわかる。グロビン遺伝子は、ヘモグロビンを構成するグロビン・タンパク質にある。ヒトのヘモグロビンは赤血球に含まれ、酸素と結合して、血液によって各組織に酸素を供給する。ミオグロビンは、筋肉などに存在するヘモグロビンによく似たタンパク質。酸素を貯蔵する役割をもつ。濃赤色で、肉が赤いのはこのタンパク質のためである。ミオは筋肉を意味する。
ジェフリーズらはこれらの研究を通して、反復配列を見出し、この配列の断片を検出する特異的DNAプローブと多型検出の技術を開発した。

サンプルで検証したところ、あたかも指紋（フィンガープリント）のように個人差が著しかったので、DNAフィンガープリント法と名づけたわけである（二〇本前後のバンドパターンで判断する）。

現在は一部で使用

イギリスでは、インペリアル・ケミカル・インダストリー（ICI）がジェフリーズの開発した方法の特許権を得て、子会社が個人識別を引き受けている。日本へも特許申請がされたが、論文発表しており既知の技術だと異議申立てがあり、特許権は認められていない（ジェフリーズ開発のマルチローカス方式プローブの特許申請内容は、公表特許公報昭62—五〇一四六七で見ることができる）。親子鑑定については、帝人バイオ・ラボラトリーズがジェフリーズの方法などを使って、引き受けている。

ジェフリーズの方法は、世界的に影響を与えたが、その後「条件によって一部のミニサテライトDNAバンドが消失するなどパターンが一定化せず、再現性に問題があることがわかった」（バンドパターンが二〇本も出ることは珍しく、もっと少ない）、「これらのミニサテライトDNAにおいては突然変異率が高いことや検出された各バンドの正しい塩基数や染色体上の座位などを明らかにすることがむずかしいなど、DNA型としての評価やデータファイル化が困難であることが判明したため、この方法は、現在は親子鑑定を除き、個人識別法としては使用されていない」と指摘されている（向山明孝「DNA型分析による個人識別」『臨床化学』二三巻二号、九三年）。

　こうして現在は、ジェフリーズの方法は充分な高分子DNAが得られる親子鑑定にしか適用されていないようだ。石山氏が行った胴体部分の身元確認は、いわば親子鑑定だが、子の方が亡くなっており、充分な高分子DNAが得られず、一回の検査のみでおわっている。

　石山氏の最初の検査（ジェフリーズの方法）では、親子関係否定の結果が出たものの、信頼性には欠けることになる。ただここで問題なのは、逆に親子関係が認められた場合、信頼性に欠けるにもかかわらず、Aちゃんだと断定しただろうということである。実は、その後も石山氏はジェフリーズの方法で鑑定を行っており（九一年都下で発生した一連の強姦事件で、ジェフリーズの方法でDNA型鑑定を行い、九二年六月鑑定書を提出している。九四年、被疑者が病院から逃走し、マスコミでも大きくとりあげられた。本人は警察からカッターナイフを渡されたといっているという）、決して信頼性に欠けるとは考えていない。すると石山氏が再検査を行ったのは、明らかに警察の意向と反したためとわかる。

　再検査については、母子肯定確率が九九・八％にしかならず、親子関係の確度が高いとはとうていえないのは、前に述べた通りである。

提出されなかった鑑定書

よく誤解されることに、DNA型鑑定で、ある方法で親子関係が否定、別の方法で否定されない（肯定）という結果が出た場合、一方が正しければ、もう一方が間違いだと思う人がいるが、決してそうではない。鑑定はお互いに独立しており、両立し得る（この場合は、一〇〇％親子関係が否定される）。前記『ヒトDNA Polymorphism』にあるように、十分に高い確率が得られるまで、いろいろな方法を試み、一つでも遺伝形質が一致しなければ、親子関係を疑ってみるべきなのである。

鑑定を行った石山氏らは、八九年一一月の日本犯罪学会総会ではじめて、この件の報告を行っている。総会での報告内容をまとめた『犯罪学雑誌』（五六巻三号、九〇年）をみると、親子鑑定の論文には必ずある各観察形質（この場合はHLADQα、ミトコンドリアV、HB陽性）の親子肯定率が載っておらず、計算の根拠が示されていない。ただ「本屍がその夫婦の子であるとする確度は相当に高くなる」としているだけである。九九・八％は確度は「高い」とはいえず、まして「相当高い」とは余計にいえない。「同教室は、この分析結果を法廷に提出するため鑑定書の作成を進めている」（共同通信八九年一一月一一日）としているが、裁判では鑑定書の証拠提出はされていない。

八九年六月宮沢湖霊園で発見された幼女の胴体が、Aちゃんと警察が断定した根拠は、決してDNA型鑑定ではない。八九年当時、世界的にDNA型鑑定の動きが出ており、日本でも警察、企業、大学を中心に動きがはじまった時期にあたる。彼らが、世の耳目を集めた事件を利用して、DNA型鑑定に過大評価を与え（情報操作）たと思われる。

Aちゃんと断定する根拠は？

では、一一日発見の死体を、翌一二日にAちゃんと断定した根拠はなんだろうか。毎日新聞（八九年六月一三日朝刊）に手際よくまとめてあるので紹介すると、

「①血液型は同じO型②年齢、身長、体重、身体的特徴がほぼ一致③胃の内容物にキュウリ、キャベツ、ニンジン、コーン、スイカなどがあり、失踪当日の昼食、おやつの中身と一致④死後推定時刻が五、六日で失踪から死体発見までの経過時間とほぼ一致」したからだという。

だが、血液型がO型の日本人は二九％（平凡社大百科事典）といわれ、否定されないという程度である。

身体的特徴は、胴体部分のみからどの程度正確に推定できるか不明で、「四月の健康診断の際のAちゃんの胸囲は五八・五センチだったが」、発見された「女児のは五七・八センチ」（朝日新聞八九年六月一三日朝刊）だった。この程度の違いは誤差の範囲内とも思われるが、成長期を考えると、小さくなるのは、腑に落ちない点である。

胃の内容物は、解剖では「キウリ《ママ》、トウモロコシ、キャベツ、ニンジン、オレンジ、種子（スイカ？）」（八九年九月二一日付渡辺博司・埼玉医科大学法医学教室教授の解剖意見書）となっている。Aちゃんが通う保育園での六月六日の昼食は、「いちごジャムの食パン一枚、サケのフリッター（卵白のころも揚げ）、パセリと卵のケチャップあえ、キャベツとキュウリのマヨネーズあえ、クラムチャウダー（アサリとタマネギ、ジャガイモ、グリーンピースの入ったスープ）、オレンジ四分の一個。Aちゃんはおいしそうに全部食べた」という。「午後三時半からのおやつは牛乳百cc、せんべい一枚、アラレ六個、スイカ六〇グラム。これも残さなかった」という（毎日新聞八九年六月一三日朝刊）。トウモロコシとニンジンは、クラムチャウダーに入っていたとされる（読売新聞八九年六月一五日朝刊）。

一般に野菜が胃内に滞留するのは、病気・ストレスなどがない限り、二、三時間ぐらいといわれている。昼食時からAちゃんが失踪（六月六日午後六時ころ）するまでに、すでに六時間以上経過しており、野菜が胃に残っているのは不可解である。さらに、野菜と比べ、消化時間が長いグリーンピースなどは胃の中に含まれていない。胃の内容物で、Aちゃんと断定するのは無理がある。

一一日発見された遺体は、翌一二日井出一三・防衛医科大学校教授によって司法解剖された。しかし、井出氏の急死（八九年七月一六日）により、この件の正式な鑑定書は法廷に提出されていない。井出氏は、八八年一二月一五日埼玉県名栗村少年自然の家で発見されたEちゃんの遺体も解剖しているが、この鑑定書も作成しないまま亡くなっている（家族の話では、この頃家族が心配するほど仕事をしており、半年以上も鑑定書を書かなかったのは解せない）。

解剖所見によると

井出氏の鑑定書は公表されていない。だが、解剖所見の概要が当時の新聞で報道されている。「犯人はAちゃんを誘拐した直後に首を絞めるなどして窒息死させ、死後硬直の始まる三、四時間以内に遺体を切断した可能性がきわめて強い」「頭部は首の付け根、鎖骨や第七頸椎の部分から切断されている」「胃の中に残っていた内容物は、キュウリやキャベツなどの断片がはっきりと判別できる程度しか消化されておらず」「両手足首の切断面は、骨が周囲を取りまく肉質から飛び出すような状態だった。これは犯人が死後硬直の始まる前に遺体を切断、その後、骨の周囲の筋肉が硬直収縮したために起きた切断面のズレと考えられ、犯人は殺害後遅くとも三、四時間以内に死体を切断」(毎日新聞八九年六月一四日朝刊埼玉版)。

「司法解剖によると、手、足の切断箇所は切断面よりいずれも骨が数センチ飛び出していた。これは、死後一時間位から始まる死後硬直前に切断したため、筋肉だけがちぢみ、骨が露出した結果とみられる。胴体下部に生じた『死斑《しはん》』は肉眼で識別できないほど薄いものだった。『死斑』は死後一〜十時間を経て皮膚に生じる紫色の斑点で、下側になった体の部分に血液が沈降するために生じるもの」「『死斑』が薄いのも殺害後短時間で死体を切断、体内の血液が流失したものとみられる」(読売新聞八九年六月一五日朝刊)。

「頭部と両手首、両足首はいずれもノコギリで切断したことが判明しているが、その後の調べによると、あらかじめ刃物で切った跡があった。使われた刃物は厚みのある鋭利な牛刀か出刃庖丁のようなものとみられ」「傷の生体反応などから殺害後まもなく切断されたとみられる」(朝日新聞八九年六月一四日朝刊)。としている。くわしく報道されており、実際の解剖状況をかなり反映していると思われる。

八九年六月一一日、宮沢湖霊園での胴体部分の発見者(管理人)は、「ヌイグルミ人形のようで、撫でてみたくなるような綺麗なものでした。死臭は全然しなかった。首のところはほとんど平らで、肉が血で固まっていて、その上を赤い蟻が四、五匹歩いていた」。最初の発見者

（墓参客）は、「（警察から口止めされていたが）死体にセロハンテープを巻いたような、きれいな膜をはっていた。警察も珍しい現象だなぁといっていた。死臭は全然ない」などといっている。

この膜とは何か？　ある化学者は、パラフィンではないかと指摘する。パラフィンはものを固くする性質があり、臓器をパラフィンにつけ、固まったら薄く切り、これを顕微鏡で見る時などに使われている。またある人は、この現象を「屍蝋《しろう》」ではないかと指摘する。屍蝋とは、「死体を空気を遮断した湿った環境に放置しておくと、体内の脂肪が変化して白色の半分固形化した脂質に変化し、そのままの形で死体が保存される」現象をさし、「死後四～六週もするとできはじめ、六～八週でかなり広範囲に広がる」という（石山昱夫『法医学ノート』サイエンス社）。本当にパラフィンか屍蝋かは不明だが、通常の遺棄死体とは明らかに様子が異なっている。死臭がないことと、薬品処理や死体変化の可能性が、死後推定五、六日だという判断を疑わせている。

検察側冒頭陳述では、六月六日午後六時ごろ、Aちゃんを誘拐、車に乗せ、途中六時半ごろ車の中で絞殺した。午後七時四五分ころ、ビデオレンタル・アップル高円寺に立ち寄り、八ミリビデオを借り、九時ころ帰宅、死体を家の自室に運んだ。死体をビデオカメラやカメラで撮影した。「八日になり、死体からの臭気が強くなり始めたため、死体を遺棄しようと考えた」。「同日午後一一時過ぎころ」「死体をうつ伏せにして、鋸で頭部、両手首、両足首の順に切断し」、

「翌九日午後一一時ころ」、家を出発、「翌一〇日午前零時ころ」宮沢湖霊園に死体を遺棄した。

M君の八九年八月九日付上申書では、「遺体は、私の部屋で、ナイフのようなものと、両刃ののこぎりを使い」切断したとある。

多い矛盾点・疑問点

井出氏の解剖所見、遺体の発見状況と、冒頭陳述・上申書を比較すると、

①冒頭陳述では死体は臭いが強くなってから遺棄したとあるのに、遺体の発見者は臭いは全然しなかったと話している。

②遺体の発見者は、膜がはっているようだと言い、パラフィン?など薬品処理や屍蝋の可能性を疑わせているが、冒頭陳述ではそんな行動はとっていない。

③井出氏の解剖所見では、鋭利な刃物、鋸で切断とあり、発見者も切り口は平らと述べており、冒頭陳述等の鋸やナイフだけではこんなにスパッと切ることは不可能である。

④井出氏の解剖所見では、死後すぐ切断したとなっており、冒頭陳述の殺害二日後に切断とくい違っている。

ただ、井出氏の残した剖検記録のメモと写真など（メモといっても、司法解剖は通常、所見をテープに吹込みながら行うもので、いわゆる個人的なメモとは異なる）をもとに九月二一日付で作成した渡辺教授の解剖意見書によると、死体の切断面より骨が数センチ飛び出していた件について、死後すぐに切断したという根拠はなく、切断後の皮膚の乾燥による収縮によって生じたもの、としている。どちらが正しいのか、判断が難しいが、実際に遺体を解剖した人の見解をくつがえすには、それなりの根拠が必要だが、渡辺氏の説にそれほど説得力があるとは思えない。警察のストーリーに合せたという面が強い（死後すぐに切断ではなく、もっとあとに切断したということ）。

さらに、

⑤M君の自室といっても、同じ棟に二人の妹が起居しており、八日から二一日間も臭いに気付かないのは不自然である。

こうした見方に対して、警察、検察、さらに弁護人らは部屋からルミノール反応が出ているから、部屋での切断は確かだという。しかしルミノール反応が出たのは、床に敷いてあった花ゴザ。O型の人血と確認されたが、わずか六カ所にすぎなかったことに注意する必要がある。

⑥凶器が発見されていない。九三年三月二日の第一九回公判で、M君は「こんなもん（ナイフ、鋸）で切ったんじゃないかと、警察が向こうからいった」と供述している。

⑦井出氏の死後、一カ月もたってから、警察は渡辺博司・埼玉医科大教授に解剖意見書の作成を依頼している。

なんにしても遅いのである。渡辺氏は慶応大医学部卒、科学警察研究所に勤務、慶応大法医学教室を経て、埼玉医科大へ。科警研のＯＢである。

⑧井出氏の司法解剖の夜、母親が「Ａちゃんの両膝関節のやや下に数センチのスリ傷の治癒痕があるのを思いだした。捜査員が両ヒザを調べたところ、証言通り、肉がうすく盛り上がった傷跡が見つかり」「確認された」という（毎日新聞八九年六月一三日夕刊）。

しかし、絶対に必要な母親の直接の確認をさせていない。さらに、父親が遺体を見て、Ａちゃんとは確認できなかったこともある。

⑨遺体には、右胸部などに皮下出血があり、生前創傷とみられる。しかし、Ａちゃんの生活記録、冒頭陳述では、該当の傷ができた状況がみられない。

⑩「警視庁交通管制センターによると、犯行時の（八九年六月）六日午後六時ごろは、都内中心部の首都高速は大混雑」（読売新聞八九年六月一五日朝刊）で、午後六時に江東区で誘拐、殺害し、途中ビデオレンタル店に寄り、九時までに自宅のある五日市まで戻ることは、困難であると思われる。

このように胴体をAちゃんと断定するには、数々の矛盾点・疑問点が指摘される。しかし、法廷では明らかにされてこなかった。そもそも、「頭部と手足を切断したのは、指紋や顔から遺体の身元が明らかになるのを恐れたためだろう」（作家・佐野洋氏の発言。共同通信八九年六月一二日）と指摘される通りである。慎重に身元確認をする必要があった。遺体発見一日後ではあまりにも早すぎる。

精神鑑定書と父親の自殺

M君裁判の最近の状況に触れておく。

九五年二月二日午前一〇時、一年一一カ月ぶりに東京地裁第一〇四号法廷で公判が再開された。約一四〇～一五〇人が五〇枚の一般傍聴券を求めて並んだが、実際に公判を傍聴したのは四〇人くらい。大部分は、テレビ局・新聞社・出版社がアルバイトとして並ばせた人たちのようだ。

裁判長は田尾健二郎、陪席裁判官は田島清茂、丹羽敏彦、検察官は仲田章、西谷隆。公判手続が更新され、被告人に意見を求めた。つづいて弁護側が意見書を提出、その中で、M君の父親が鑑定の間に自殺していたことを明らかにした。

このあと、二度目の精神鑑定である内沼幸雄・帝京大教授と関根義夫・東大助教授の連名の精神鑑定書、中安信夫・東大助教授の精神鑑定書の取り調べがなされた。それぞれの鑑定主文、前文、総括の部分が朗読された。

内沼・関根鑑定は、一〇〇%にかぎりなく近い犯行容認と、一〇〇%に限りなく近い犯行否認（特に今田勇子の件）が共存しており、「多重人格」（解離性同一性障害）と分析した。中安鑑定は、M君は精神分裂病で、今田勇子の犯行声明・告白文を空想虚言症の結果と分析している。ともに、今田勇子にたいしての説明・分析はかなり無理がある。これは事件の犯行を前提にした分析だからと思われる。具体的な事実審理を望みたい。

M君の父親が亡くなったことは、九四年一一月に知ったが、それが自殺だったと分かったのは、年を明けた一月中旬だった。

この間の経過を見てみよう。

九四年一〇月一四日、「責任能力、評価割れる、鑑定に両論併記も」などと報道された（朝日、日本経済新聞など）。

一〇月二一日、「M被告『多重人格』の鑑定」などと報道される（読売新聞朝刊。アメリカで多重人格だとして無罪となったビリー・ミリガンの例をあげている）。

一一月二一日、M君の父親が、青梅市・青梅街道の神代橋から多摩川に飛び下り自殺した。

一一月二五日、内沼・関根鑑定書が東京地裁に提出された。

一二月一九日、中安鑑定書が東京地裁に提出された。

九五年二月二日、第二〇回公判が開かれる。

父親の自殺は、鑑定書提出の時期と重なっている。

その二月二日のニュースと三日の朝のワイドショーで、公判の様子とともに、資料映像として八九年に逮捕された時の、現場検証の様子が放映された。その映像の中で、M君のとなりにいて手錠を繋いでいた人が酒井美次刑事だった。九二年一一月三〇日の第一六回公判で、M君が「大声で怒鳴られたり、髪の毛を引っ張られたり、机を叩いたり、胸ぐらをつかまれたりして怖かった」と供述した、当の相手であると思われる。

二月二四日、内沼幸雄鑑定人が証人として出廷した。内沼教授は、面接した際にM君が「世界が違う感じ。本当の自分ならするはずがないし、だから夢のような感じ。九割くらい不思議」

と述べたことを重視している、と証言した（共同通信九五年二月二四日）。

三月二三日、五月二四日、六月二二日、七月二〇日は内沼幸雄鑑定人が証人。九月六日、一〇月四日、一一月一五日には中安信夫鑑定人への質問がつづいた。

一二月六日、警視庁の大峯泰広（事件当時、捜査一課警部補）、近藤智孝弁護士（美山町事件の国選弁護人、八九年八月一六日選任、一〇月二日解任）が証人として出廷した。あけて九六年一月二四日には、大峯泰広、近藤智孝と埼玉県警の佐藤典道への証人尋問が行われた。三月一一日、佐藤典道への質問があり、五月七日と二七日には、最初の精神鑑定を行った保崎秀夫鑑定人への再度の質問が予定されている。

第7章　飯塚事件

Kさん逮捕される

一九九二年二月二〇日早朝、福岡県飯塚市で二人の少女が行方不明になった。午前七時二〇分頃、Aちゃんの自宅に、Bちゃんが友達と一緒に訪ね、三人で学校に向かった。登校の途中、八時五分頃、友達一人が別れて学校に向かった。八時三〇分頃、通学路にいるAちゃんとBちゃんを、農協の女性職員が目撃している。

八時四〇分頃、健康観察で担任教員が二人の不在に気がつき、家族に連絡したが、行方は分からなかった。一二時半頃、学校から飯塚警察署に保護願いが出され、捜索が始まった。

警察が、周辺を中心に捜索した結果、翌二一日夕方、同県甘木市の山の中の国道ぞいにある雑木林で、二人の遺体が発見された。二人は、暴行された上で殺害されていた。事件は周辺住民に、悲しみと衝撃をもたらした。翌二二日には、遺体発見現場から三キロ離れた国道脇の杉林で、ランドセルなどの遺留品が発見された。

福岡県警は、誘拐殺人事件と見て捜査本部を設け、連日四〇〇人近い警察官を投入して捜査に当たった。物証や目撃者など有力な証拠はなく、捜査は難航を極めた。

それでも警察は、その年の七月上旬、DNA鑑定などから容疑者を飯塚市潤野に住むKさん(当時五六歳)に絞り込んだのである。八月にはKさんの行動監視が始まり、九月にKさんがワゴン車を下取りに出すと、それを押収している。

翌年九三年九月には、Kさんが傷害事件を起こした。このとき、飯塚警察署はKさんを逮捕し、「飯塚事件」に関する厳しい取り調べを行っている。しかし福岡地検がKさんを処分保留で釈放した後、略式起訴し、この傷害事件が決着したため、この段階での取り調べは終了している。

そして九四年九月二三日に、有力な決め手のないままKさんを、死体遺棄の容疑で逮捕した。Kさんは、一〇月一四日にはさらに、殺人の容疑で再逮捕された。この逮捕に対してKさんは、容疑を否認した。

警察が描いたシナリオは、Kさんが、九二年二月二〇日の午前八時半頃に飯塚市潤野の通学路で、登校中の二人の少女を自分のワゴン車に誘い込み、乱暴を加えた上で、車内で首を締め殺害したというものだった。

この事件は、有力な証拠がないことが大きな特徴だった。そのため警察は、さまざまな科学鑑定を武器に捜査を進め、とくにDNA鑑定を逮捕の決め手のひとつにした。死体遺棄現場付近から採取された血液や体液のDNAを鑑定して得られた型が、KさんのDNA型と一致したというものだった。

Kさんはその後も一貫して容疑を否認しつづけた。DNA鑑定以外にも、繊維鑑定などが行われているが、それも決め手には遠く、結局DNA鑑定が裁判を大きく左右することになった。

DNA鑑定の怪

福岡県警科学捜査研究所は、この事件のDNA鑑定を三カ所に依頼した。科学警察研究所、帝京大学、筑波大学だった。この鑑定で、二つの大きな問題点が浮かび上がってきたのである。

ひとつは、裁判に提出された科学警察研究所の鑑定は、二つの方法で鑑定されていたが、その両者に食い違いが生じていたことである。

もうひとつは、裁判には、科学警察研究所の鑑定結果しか提出されておらず、帝京大学、筑波大学の鑑定結果は提出されなかったのである。

まず最初の問題から見ていくことにしよう。科学警察研究所は、MCT118型とHLADQα型の二つの方法で鑑定し、裁判所に提出している。この二つの鑑定の間に矛盾が生じていた。

鑑定は、死体遺棄現場付近から採取した血液や体液など、五つの資料を分析して、出てきたDNA型から被害者のDNA型をはずし、残った型がKさんのものか否かを見る方法で行われている。

まず最初に、MCT118型の鑑定から見ていくことにしよう。このDNA型の場合、被害者のAちゃんは23—27型であり、Bちゃんは18—25型であり、Kさんは16—26型だった。Kさんの型は、奇しくも足利事件の被疑者Sさんと一致した（表4）。

例えば資料2と3を見てみよう。この資料は、いずれもAちゃんにかかわるものである。

資料2で検出された型は、16、23、27だった。この型からAちゃんにかかわる型23と27を引くと、残るのは16だけである。もしKさんがかかわっているとすると、16と26の両方が出ないといけない。ところが26は出てこなかった。この場合、Aちゃん以外で考えられる型は、16—16、16—23、16—27の三通りということになり、Kさんのものは入っていないことになる。そのため科警研では、「16型を持つ人」という解釈をして、資料3での鑑定を問題にした。

表４　飯塚事件のＤＮＡ鑑定結果

	ＭＣＴ１１８型	ＨＬＡＤＱα型
Ａちゃん Ｂちゃん 被疑者Ｋさん	23－27 18－25 16－26	1.1－３ 1.3－３ 1.3－３
資料１ （Ｂちゃんに関わる資料） 検査結果 Ｂちゃんの型 残りの型	 16､18､(25､26) (16)､18､(25､26) 18－25 16－26	 1.3－３ 1.3－３ 1.3－３ 1.3－３
資料２ （Ａちゃんに関わる資料） 検査結果 Ａちゃんの型 残りの型	 (16)､23､27 23－27 16型を持つ人	 1.1－３ 1.1－３ 空欄
資料３ （Ａちゃんに関わる資料） 検査結果 Ａちゃんの型 残りの型	 16､(23､26､27) 23－27 16－26	 1.1－３ 1.1－３ 空欄
資料４ （Ｂちゃんに関わる資料） 検査結果 Ｂちゃんの型 残りの型	 (16)､18､(25､26) 18－25 16－26	 1.3－３ 1.3－３ 1.3-3､1.3-1.3､3-3
資料５ （Ｂちゃんに関わる資料） 検査結果 Ｂちゃんの型 残りの型	 16､18､(25､26) 18－25 16－26	 1.3－３ 1.3－３ 1.3－３

（　）は血液型鑑定との兼ね合いでつけられている。

資料3の場合はどうかというと、検出された型は、16、23、26、27だった。この型からAちゃんにかかわる型23と27を引くと、残るのは16と26である。Kさんにかかわる16と26と一致している。そのほかの資料も同様な方法で16―26型が検出されており、MCT118型の鑑定では、犯人の型は16―26で、Kさんと一致している、という結論が出された。

次にHLADQα型の鑑定を見ていくことにしよう。このDNA型の場合、被害者のAちゃんは1.1―3型であり、Bちゃんは1.3―3型であり、Kさんも1.3―3型で、BちゃんとKさんは同じである。

この鑑定では、資料2も資料3も、1.1―3型しか検出されなかった。すなわちAちゃんの1.1―3型以外の型は出ていない。被害者に関係しない型は検出されなかったか、犯人も1.1―3型だということになる。

ここに問題がある。MCT118型で、被害者以外の型が検出されている以上、HLADQα型でも被害者以外の型が検出されているはずである。というのは、HLADQα型のほうが鑑定技術が進んでいるため、より少量で検出しやすく、HLADQα型ででてMCT118型ででないことはありえても、その逆はあり得ないからである。

もし警察がいうように、Kさんが犯人だとするならば、この場合、1.3―3型が必ず検出されなければならない。これは明らかにKさんのDNA型が含まれていないことを意味しており、

MCT118型とHLADQα型との鑑定の不一致を意味した。

このような一致しないケースでは、Kさんの体液ではないと考えることは、常識である。にもかかわらず、福岡県警はDNA型が一致したということでKさんの逮捕に踏み切ったのである。

提出されていない鑑定結果

第二番目の問題に入っていこう。福岡県警科学捜査研究所は、この事件のDNA鑑定を、科学警察研究所、帝京大学、筑波大学の三カ所に依頼した。科学警察研究所、帝京大学では、死体遺棄現場付近から採取した血液や体液など、五つの資料が異なる方法で鑑定された。鑑定方法はミトコンドリア法とHLADQB法だった。

筑波大学には、ワゴン車の中にあった血痕と思われるものが鑑定された。鑑定方法はMP法だった。

その依頼された鑑定の中で、筑波大学の場合は、「鑑定不能」という結論が出ている。問題は、この鑑定結果のうち、帝京大学、筑波大学の鑑定書が裁判所に提出されていないことにある。しかも、鑑定を依頼された帝京大学の石山昱夫教授のチームによると、資料にKさんのD

NA型は混入していなかったという。

警察は当初、「試料が不足しているため鑑定が不能」と述べ、新聞もそのように伝えてきた。しかし、事実は「KさんのDNA型が検出されなかった」のである。これについて石山教授は、Kさんが犯人ではないとするのが常識である、とNHKの取材に対して述べている（NHK教育テレビ ETV特集「揺らぐDNA鑑定」九六年二月二日放映）。

DNA鑑定では、型が一致したからといって犯人とは断定できない。その点について、これまでずっと述べてきた。逆に不一致の場合は、犯人ではないことがはっきりする。この鑑定方法は本来、そのような消去のために用いるべきである。後者の消去法に基づくと、この飯塚事件では、Kさんが犯人ではないことが、明確になってくる。

飯塚事件での教訓のひとつは、DNA鑑定は、その名前のもつイメージとは異なり、けっして「科学的」なものではなく、警察の恣意的な運用によって、いかようにも変わるという点にある。

この事件の場合、鑑定結果に疑問が生じた理由のひとつに、複数の研究機関に鑑定が依頼されたことがあげられる。これまで鑑定が依頼されたさまざまな刑事事件の中で、このようなケースはむしろまれである。

通常は、科学警察研究所への依頼だけとなる。科学の名による冤罪を防ぐためには、警察だけの鑑定は危険である。複数機関の鑑定が必要であり、同時に市民による十分な監視も必要である。

第8章　その後のDNA鑑定

横田めぐみさん遺骨事件

最近、DNA鑑定をめぐって起きた代表的な事件といえば、「横田めぐみさん遺骨事件」であろう。日本政府は、北朝鮮（朝鮮民主主義人民共和国）から横田めぐみさんのものとして渡された遺骨について、科学警察研究所と帝京大学にDNA鑑定を依頼した。科警研は核のDNAを、帝京大学はミトコンドリアのDNAを鑑定した。

その結果、前者は鑑定不能としたのに対して、後者は鑑定結果を出し「横田めぐみさんの遺骨ではない」と結論づけた。その結論を受けて、政府は「北朝鮮はニセ遺骨を渡した」と主張して、それに基づいた対応を図ることとなった。

その後、雲行きが怪しくなっていった。私自身、もともと高温で焼却した遺骨の鑑定は困難であると思われたし、帝京大学の鑑定結果が出た時には不思議な気もした。そう思っていた人は少なくなかったようである。その一人に、『ネイチャー』誌の東京駐在記者デイビッド・シラノスキ氏がいた。

同記者は、鑑定を行った帝京大学の吉井富夫講師を取材し、その内容を雑誌に掲載した（『ネイチャー』二〇〇五年二月三日）。その後も何度か追加記事を掲載している。

それによると吉井講師は、自分は火葬された遺骨を鑑定した経験がないこと、サンプルが汚染されていた可能性があること、自分が行った鑑定の結果は断定的なものではない、と述べたという。汚染の可能性として考えられるものといえば、微生物のＤＮＡが考えられるが、手慣れた研究者が犯すミスとしては考えにくい。その他としては、遺骨を扱った人の汗や脂などが考えられるが、他にも可能性はある。

少なくとも日本政府が北朝鮮に対して、ニセ遺骨だと断定して交渉に臨んだり、制裁措置をとることができるような鑑定結果ではなかった。

なお、吉井講師は、その後、なぜか科学警察研究所に転進している。これは日本政府による同講師の「口封じ」という説も流れているが、確かめようもない。だが、同講師がその後、まったく口を閉ざしていることは事実である。

その後の足利事件

本書で詳しく論じてきた「足利事件」のその後について、簡単に経緯を述べておこう。一九九六年五月九日、東京高裁が控訴を棄却したため、同日、被告側はただちに最高裁に上告した。二〇〇〇年七月一八日、最高裁が上告棄却を決定。その際、最高裁は、弁護団がＤＮＡ鑑定に関して行ってきた主張に対して、具体的判断を一切示さなかった。

翌七月一九日にはＳさんが、二一日には弁護団が最高裁に異議申し立て書を提出した。二七日、最高裁はこの異議申し立てを却下した。

翌七月二八日、Ｓさんは日本弁護士連合会人権擁護委員会と栃木県弁護士会人権擁護委員会の両者に、人権救済を申し立てた。それを受けて日弁連は、足利事件調査委員会を発足させ、二〇〇二年一二月二〇日に「足利事件は冤罪」と認定、再審支援を機関決定したのである。そして一二月二五日に宇都宮地裁に再審請求が行われた。

日本で初めてＤＮＡ鑑定の是非が大きな争点になった「足利事件」は、Ｓさんに罪を被せることで、同鑑定の矛盾や問題点を隠蔽してしまった。

この事件が最高裁で争われている頃、ＤＮＡ鑑定はすでに、血液鑑定や諮問、毛髪鑑定などと並ぶ「一般的な鑑定技術」になっていた。最近では、米国で起きた同時多発テロやスマトラ島沖大津波など、さまざまな事件・事故・災害での被害者の身元割り出しで活用されるようになるなど、使用範囲も広がっている。

一般化することで、新たな問題も生じてきた。それが次に述べるデータベース化の問題である。

容疑者DNA型データーベース運用始まる

現在、DNA鑑定は新たな段階に達している。二〇〇五年九月一日、国家公安委員会は、容疑者などのDNA型を記録として残し、蓄積していく、DNA型データベースの運用を始めた。DNA型記録取扱規則を定め、可能な限り多くの人のDNA型を収集することになった。市民の側からすると、今後、万が一にも容疑者になると、一生、DNA型が警察に保管され、犯罪捜査のたびに照合されることになる。

データベース化するのは、被疑者と現場に残された体液や毛髪などから得られるDNA型であり、捜査の過程でDNA型鑑定が必要になった場合、警察は、裁判所の許可を得て口内の粘膜などを入手できるようになった。また、現場の概念があいまいであり、解釈を拡大すれば警察は、さまざまな場所でサンプルの採取を行い、入手を希望する人のDNA型を集めることができる。

足利事件では、ゴミ箱に捨てられたチリ紙についた体液を用いてDNA鑑定を行っている。このようにサンプルをかってに収集して鑑定することは、日常的に行われていることであり、誰もが知らないうちに毛髪や爪などを収集され、DNA型が蓄積されていく事態は、十分考えられる。

DNA型判定は、個人を特定するものではなく、血液型などと同じタイプの判定であり、鑑定個所を増やせば容疑者を絞り込みやすくなるものの、同じタイプを持つ人が数多く存在することに変わりはない。足利事件のように、同じタイプであるため、容疑者として疑われたり、逮捕されたり、有罪になる事態が頻発しそうである。

DNA型データベースを保有している国は、警察庁の調査によると四一カ国で、とくに多いのがヨーロッパで、二六カ国に達する。そのヨーロッパの中で、もっとも規模が大きいのが、一九九五年に運用を開始した英国で、二五〇万件に達する。米国は一五二万件で、英国に次ぐ規模である。

英国では、運用開始とともに、自分が父親であることを認めない男性に対して、DNA型鑑定を強制採取できる制度を導入した。同時に、逮捕者の細胞を強制採取する方針も取られつつある。一九九五年一月に起きた、一五歳の少女殺人事件で、残された証拠が犯人の精液だけだったことから、知人・友人関係を中心に約二〇〇〇人もの男性がリストアップされ、DNA型鑑定が行われ、それによって犯人が絞られ、最終的に逮捕されるという事件が起きている。

当面は、現在鑑定が行われている一一の部位に限定するとしているが、将来的には鑑定の部位が増えつづけることは確実である。DNA型鑑定は、個人を特定できる方向に進みつつあり、現在解析が進められているSNP（一塩基多型）が有力視されている。

「一塩基多型」の多型とは、さまざま形という意味であり、一塩基多型とは、一つの塩基が個人によって多様であることを意味する。ヒトゲノムは、約三〇億個の塩基の配列から成り立っている。その配列の中にSNPは、数百塩基に一つくらいの割合で存在していると考えられている。その塩基の違いが、個人や民族、人種などで異なり、体質や体型、その他の多様性をつくりだしている。また、病気においても個人差をつくり出している。

二〇〇〇年代に入ってからSNP解読のための血液収集が各国で始まった。それが日本では三〇万人遺伝子バンク計画と呼ばれ、三〇万人もの血液を集め、その遺伝情報を読み取っていこうという計画が進行している。そして、そのために家族や家系にかかわる情報も含めて、多数の個人情報を提供させている。多数の人から血液を採取し、遺伝情報を調べていく大規模なこの計画によって、国民遺伝子総背番号制の時代がスタートしたといっても過言ではない。

このSNPは、個人差の部分の解読であり、将来的にはこの情報がデータベースの中に入れられる可能性が高い。そうなると当面はDNA型鑑定個所に含まないとされている「遺伝情報」の部分も入ってくることになる。

警察庁は二〇〇五年一二月一八日現在、容疑者二〇三一人分のDNA型情報に加えて、事件現場で採取した容疑者一六〇三人分の型情報を登録したと報告した。計三六三四人分の情報をデータベース化したことになる。このデータベースを活用して、容疑者二一人に関して他の府県をまたがって起こした余罪など三二事件を特定することができた、と述べてデータベース化の成果を強調した。

ＤＮＡ型データベースの先にあるもの

現在、医療の分野では遺伝子情報の収集・解析が活発である。自治体の間でも、大阪府摂津市のように、災害時に備えて遺体確認などのためにＤＮＡ型データベースを構築するところが出てきている。これに容疑者ＤＮＡ型データベースが加わると全国民ＤＮＡ型データベースへの道を開くことになる。

また、ヒトゲノム解析の進捗状況に合わせて、「犯罪を起こしやすい」遺伝子探しが行われており、この動きと重なると、「犯罪を起こしやすい」人物や家系の特定が行われ、その家族の監視、さらには不妊手術の強制に向かう可能性もある。その道筋をすでに示している分野がある。スポーツの世界である。それはドーピングという、どちらかというと忌まわしい分野で起きている。ドーピングは不正な手段として取り締まりの対象になっているが、薬物使用と検出技術のいたちごっこが起きている。オリンピックなどでは、多くの選手がドーピングを行っていると思われるが、検査をうまくくぐり抜ける方法も進んでいる。

この不正に対して、ＤＮＡ鑑定によって当人のものか否か、すぐ判定できるようにする仕組みがまもなく導入されようとしている。ドーピング対策が強化され、より精密な検査方法が開発されても、それに応じて不正の方法も進む。その不正の方法としては、人間が本来持っている物質を使用するケースが増えてきた。最近では、遺伝子組み換え技術の応用が進み、生体内で微量にしか産生されない物質を量産できるようになったからである。筋肉増強をもたらすヒト成長ホルモン、ソマトメジンＣなどがそれに当たる。

さらに技術が進み、遺伝子治療の方法を応用した、改造人間も可能になってきた。遺伝子ドーピングと呼ばれるものである。遺伝子治療は、遺伝子を体内に取り込ませることで行う治療法のことである。例えば、筋ジストロフィーの治療は、そのまま筋肉増強の人間改造に応用可能である。そうなると、ドーピング検査は不可能になる。このような遺伝子ドーピングが、近い将来、可能な状況になってきた。

遺伝子ドーピングのような人体改造の前に、すぐ現実化しそうなスポーツ選手育成法がある。ドーピング検査で遺伝子検査が進めば進むほどスポーツ選手の遺伝子データが蓄積していく。スポーツ選手の遺伝子データバンクができ、どのような競技にどのような遺伝子をもっている人物が向いているかが分かるようになる。

そうなると生まれついた時から向き不向きが分かり、「天才教育」が可能になる。あるいは誰と誰が結婚したら、どのようなスポーツに向いた子どもができるかも想定できるようになる。しかも、これはドーピング検査という「反対し難い」理由で導入できる。

いまオリンピックで多くの金メダルをとることは、手っ取り早くナショナリズムを高揚させる手段になっている。国家による遺伝子管理が行われれば、スポーツ選手育成が進み、有力なオリンピック選手づくりが行われる条件が整うことになる。

これはスポーツ選手の例だが、同様な方法で、軍隊に向く人向かない人などの研究も行われることになりそうであり、さらには、犯罪を起こしやすい人の研究なども進められることになろう。

第Ⅲ部 資料編

ＭＣＴ１１８型鑑定の統計学的問題点

最初の頃の科学警察研究所の論文

ＭＣＴ１１８ＤＮＡ型鑑定が学会でどのように認知されているかというと、向山明孝氏は、九二年四月二三日に行われた、足利事件の一審第三回公判で次のように証言している。

「これに関しましては、私ども研究する過程の中でたくさんの研究論文、あるいは日本法医学会で、その方法、それから結果について発表をいたしております。また、それに関しましては解説文、あるいは検査方法ですね、こういったものは、例えば、ヒトＤＮＡポリモフィズムとかＰＣＲとその方法といった本に記載をしておりまして、学界あるいは専門の先生方においては一応承認されているというふうに考えております」

そこで科学警察研究所のMCT118DNA型鑑定に関する論文をみてみると、

①笠井賢太郎・吉田日南子・坂井活子・向山明孝「Polymerase Chain Reaction（PCR）によるVNTR部位（MCT118）の増幅と個人識別への応用」（第七四次日本法医学会総会、九〇年四月）

②笠井賢太郎「シングルローカスVNTR部位を用いたPCR法による個人識別」（『実験医学』九〇年六月増刊）

③笠井賢太郎・向山明孝「PCR法の法医学への応用」（『蛋白質・核酸・酵素』九〇年一二月臨時増刊）

④笠井賢太郎・吉田日南子・坂井活子・向山明孝「シングルローカスVNTR（MCT118）を指標としたPCR法による血痕および体液斑からのDNA型検出」（第七五次日本法医学会総会、九一年四月）

⑤坂井活子・吉田日南子・向山明孝・笠井賢太郎『ヒトDNA Polymorphism』所収論文（東洋書店、九一年八月）

足利事件のDNA型鑑定書がでた九一年一一月までに発表された論文は以上である。しかし①は調査人数六七人、アレル（対立遺伝子）の塩基配列繰り返しの数は一五から三六の間。②は調査人数六〇人、アレルの繰り返し数一五〜三六。③は調査人数六七人、アレルの数一五〜三六。④、⑤は調査人数なしで、鑑定書にある出現数三八〇の論文は見当たらない。日本法医学会総会では、MCT118については科警研の報告のみである。

向山明孝氏が証言した九二年四月までをみても、

⑥笠井賢太郎・坂井活子・吉田日南子・向山明孝「MCT118座位のPCR増幅による血痕および体液斑からのDNA型検出法」(『科学警察研究所報告 法科学編』九二年二月号)

⑦吉田日南子・笠井賢太郎・坂井活子・向山明孝「混合体液斑からのDNA精製とPCR法を用いたMCT118型分析及びHLADQα型分析」(第七六次日本法医学会総会、九二年四月。同総会でMCT118についての報告は同論文のみ)

である。⑥ではじめて、調査人数一九〇人、アレルの繰り返し数一三〜三七の論文が出てくる。同論文は、足利事件DNA型鑑定書にある「MCT118型の日本人における頻度分布表(出現数三八〇、アレルの繰り返し数一三〜三七)」と対応している。論文の内容は、DNAの抽出・精製、増幅などの記述がほとんどである。出現頻度についてはアレルの繰り返し数と出現頻度の棒グラフのみで、かんじんの頻度分布表の作成方法は記載していない。

九二年四月二三日、第一審の第三回公判で、検察官が「この三八〇というのは、三八〇人の人からサンプルを集めたと、こういうことなんですか」と質問したのに対し、科警研の向山明孝鑑定人は「はい」と証言している。しかし、ヒトは対立遺伝子（アレル）を一対もっているので、対立遺伝子の出現数は、人数×2で計算する。すなわち一九〇人である。

認知のための論文がなく、科警研以外の研究者の報告もない状況（日本法医学会総会でのMCT118型に関する報告は、九〇年、九一年、九二年では科警研のみ）で、学会で承認されているといえるのであろうか。科学論文は追試で確認されてはじめて、「科学的に確立し、一般的に承認された」といえるのである。

頻度分布に関する論文

問題の頻度分布表の作成方法、検定を記載した論文がでたのは九三年八月である。

⑧佐藤元・水野なつ子・吉田日南子・笠井賢太郎・坂井活子・瀬田季茂「123塩基ラダーマーカーによるMCT118部位DNA型の日本人における出現頻度について」（『科学警察研究所報告 法科学編』九三年八月号）

同論文は調査人数三八一人、アレルの繰り返し数一二～三七。MCT118型の遺伝子頻度、ハーディ・ワインベルグの法則（注1）の検定など、出現頻度分布表の作成方法、検定を記載している。科学警察研究所は同論文によってはじめて、出現頻度表の作成方法をあきらかにしたわけである。ここで発表の日付に注意してほしい。九三年八月というのは、足利事件第一審の判決の翌月である。

同論文に対する疑問点の一つは、サンプルの選び方である。生物統計学では、母集団から標本集団を選ぶとき、無作為層別抽出法を用い、乱数表を使ってサンプルを選ぶ。同論文にはサンプルの選び方が書いてない。

疑問の二つ目は、調査人数三八一人で、遺伝子型の数は三五一通りの型に分類されるが、検出されたのは一四六通りしかないということである。この点について、福島弘文・信州大教授は、「二つの型が一人にワンセットです」、検出されない型がたくさんあるのに、「科警研のように二つの型の出現頻度を掛け合わせることは、現実とは別の空想の数値をつくりあげることなんです」と指摘している（小林篤「DNAは真犯人を明かしたか」『現代』九四年一二月号）。

ABO式血液型の場合、四つの多型（A、B、O、AB）でも数千、数万のサンプルを調べている（例えば九四年六月一〇日付検察側意見書では、一一五万人、一一八万人の調査があげられている）。そしてたとえばABO式血液型を三〇〇〇人調べたら、同じ信頼度で、三五一の多型の場合は一七万五〇〇〇人以上のサンプル数が必要である。このぐらいのサンプルがあってはじめて、日本人における出現頻度ということができる。なぜこんなに性急にDNA型鑑定を導入しようとするのか（注2）。

九一年四月京都市で開かれた第七五次日本法医学会総会でも、〝確率計算ができるためには、日本人における各DNA型の出現頻度を求める必要がある。そのためには日本人のデータベースが必要〟と報告されているのである。

九五七例を調査した論文

判決文にある「その後一〇〇〇例近くまでを基礎に分析した結果」と、もう一つ重要な出現頻度の地域差の問題について、科学警察研究所が論文を発表したのも九三年八月である。

⑨佐藤元・水野なつ子・吉田日南子・笠井賢太郎・坂井活子・瀬田季茂「123塩基ラダーマーカーによるMCT118部位DNA型の出現頻度の地域的変動について」（『科学警察研究所報告 法科学編』九三年八月号）

同論文は調査人数九五七人。アレルの繰り返し数一二～三八。日本を四ブロックに分けて、検証している。ここに記載された対立遺伝子の出現頻度表で計算すると、さきほど述べたように一〇〇〇人に約五・四人になる。判決文にある「一〇〇〇例近くまで基礎に分析した結果においても、出現頻度分布は同程度であった」は、一・二人と四～五倍もの差があり、あきらかに違っている。

向山明孝氏は第三回公判（九二年四月）ですでに「その後、現在まででは、もう、一〇〇〇例近いものに関して検査を行っておりますが。それくらい出現頻度を求めております」と証言しており、足利事件DNA型鑑定書の出現頻度と四～五倍もの差があったことを、当然知っていたはずである。

九四年九月二二日控訴審第四回公判で、向山鑑定人は「四～五倍の差は許容範囲、一〇倍も差があれば問題だが」と証言している。しかし、一番頻度の高い16―21型を計算すると、一九〇人の表では〇・六四%、九五七人の表では六・三五%となり、一〇倍の差が出てくる。揚げ足をとるつもりはないが、その場限りの逃げ口上という感じである。

このような疑問が相次いで出されたためか、科学警察研究所では九二～九三年から、DNA型鑑定書に頻度を記載するのをやめている。しかし、型判定で一致したといっても、血液型のように信頼すべきデータベースによって、裏づけられない限り意味のないものである。科学論文になぜ頻度を掲載するかである。

向山氏は、海外の論文に頻度が掲載してあるから、科学警察研究所の論文にも出現頻度を記したたむねの証言をしており、意味がわかってやっているのではなさそうである。

疑問を呈したサイエンス誌論文

地域・集団差の重要性は、ハーバード大のリチャード・レウォンティン博士とワシントン大学のダニエル・ハートル博士が、米科学誌『サイエンス』（九一年一二月二〇日号）に発表している。「DNA鑑定で使うVNTR（特定塩基配列単位の繰り返し回数）と呼ばれる分析手法は、地域集団間にある遺伝子の差異を考慮するのが前提であり、これが行われていないDNA鑑定は信頼性に欠ける」（読売新聞九一年一二月二一日夕刊）、「民族的な違いを考慮せず、幾つかの場所での繰り返し回数の出現頻度を掛け算して一兆分の一人の確率などとする鑑定は数ケタの誤差が出る可能性がある」（毎日新聞九二年一月二七日朝刊）。

同論文がサイエンス誌に掲載されるという噂を耳にした米FBIと同調者たちは、記事が掲載されないように、著者と雑誌に圧力をかけた。ついには反論（チャクラボーティ&キッド）の同時掲載となった。ハートルは「感情むきだしの攻撃と脅しにさらされ続けて、気分的にすっかり参ってしまった。まったく不愉快な思いをした」と言っている（『サイエンス』九一年一二月二〇日号）。

アメリカの場合、白人、黒人、スペイン系など人種間の差異を含むものだが、日本でも地域差の検証は必要である。判決時点では、科学警察研究所はまだMCT118型の地域差の検証は発表しておらず、公になったのは一カ月後の九三年八月のことである。

地域差の検証はかなり綿密に地域別に調べ、ハーディ・ワインベルグの平衡にあることを証明しなければ、血液型とDNA型をかける確率計算が成立しない。

変更されたラダーマーカー

⑧、⑨と同時に科学警察研究所は次の論文を発表している。

⑩笠井賢太郎・坂井活子・吉田日南子・水野なつ子・関口和正・佐藤元・瀬田季茂「MCT118座位PCR増幅産物のゲル電気泳動による分離とDNAマーカーによる型判定に関する技術的検討」(『科学警察研究所報告 法科学編』九三年八月号)

九四年四月に行われた瀬田氏の講演の内容と合せてみると、驚くべきことに、論文⑧、⑨でバンドパターンの型判定に使った123塩基ラダーマーカー(物差)は、MCT118型一六塩基の本当のくり返し数を示していないので、もう使用せず、九三年からシータス(パーキン・エルマー）社市販のアレリック・ラダーマーカー（実際のくり返し数を示す）を使っているというのである。アレルの繰り返し数は一四〜四二（以上）の二九種類で、四三五通りの型に分類される。１２３塩基ラダーとアレリック・ラダーは基本的に異なるので、出現頻度などのデータは新しく取り直しているという。

しかし、１２３塩基ラダーでの出現頻度は、ハーディ・ワインベルグの法則に適合しているかどうか検証ができていないのである。検証できないうちにくるくる変わる鑑定方法が、どれだけ人々を納得させられるのであろうか。

九四年九月二二日の控訴審第四回公判で向山証人、一〇月六日第五回公判で坂井証人はともに、「１２３塩基ラダーマーカーによる型判定は特に問題はない、単に物差の違いだけだ」と供述した。⑩論文によれば、16型はアレリック・ラダーでは18型、26型は30型にそれぞれ対応している。しかしそもそも、科学警察研究所のＭＣＴ１１８ＤＮＡ型鑑定は、一六塩基のくり返しの数の個人差を調べるものと宣伝しており、それを「１２３塩基ラダーマーカーによる型判定」にすりかえている。

１２３塩基ラダーマーカーが実際のくり返し数を示さないことが明らかになったのは、九二年一二月東大で開かれた「ＤＮＡ多型研究会・第一回学術集会」での、信州大法医学教室（福島弘文教授らのグループ）の報告による（『ＤＮＡ多型研究の新しい展開』文光堂）。科学警察研究所のマーカーの変更は、これ以降のことである。

九四年五月になり、科学警察研究所では次の論文を発表した。

⑪佐藤元・笠井賢太郎・吉田日南子・水野なつ子・関口和正・千住弘明・坂井活子・瀬田季茂「MCT118型及びHLADQα型の日本人における出現頻度」（第七八次日本法医学会総会、九四年五月）

論文⑨と同じ内容。調査人数九五七人、アレルの繰り返し数一二〜三八。遺伝子型三七八通りの型分類の中で、検出されたのは一五五通りとあり、依然としてサンプル数が足りず、検定の条件を満たしていない。よってハーディ・ワインベルグの平衡にあることを証明できず、論文⑨の出現頻度表は意味をもたないのである。ところで同論文は、九三年から使用しなくなった123塩基ラダーマーカーで、まだ型判定を行っている。

［注］

（1）ある対立遺伝子P、Qの出現頻度をp、qとしたとき、P―Q型の出現頻度は、P＝Qの場合、p×p、P≠Qの場合、2×p×qとなる。これをハーディ・ワインベルグの法則という。検定とは、遺伝子型の観察数とハーディ・ワインベルグの法則から計算された期待値が適合（ほぼ一致）するかどうかを調べること。

（2）さらに重要な疑問は、同論文に「ハーディ・ワインベルグの法則への適合度をχ^2（カイ二乗）検定により検討した」とあるが、χ^2検定の条件である①期待値が1未満のものは存在してはならない。②期待値が5未満のものは、全体の2割を越えてはならない――を満たしていない（タマリン『遺伝学　上』培風館、石居進『生物統計学入門』培風館）。同論文の場合、①は期待値1未満が二六二通りもある。②は期待値5未満は九割以上もある。これはサンプル数が決定的に足りないことを意味する。期待値の合計は、観察値三八一と同じになるはずだが、三二四にしかならない。だから同論文では九遺伝子群に再区分して、「遺伝子型の観察値および期待値から、ハーディ・ワインベルグの法則の検討を行った」とある。これも四五通りのうち、期待値1未満が四通り、期待値5未満は四割もある。よってχ^2検定は成立せず、ハーディ・ワインベルグの法則に適合しているとは、決していえないのである。しかし同論文には、ハーディ・ワインベルグの法則に適合したとある（各遺伝子型の観察値・期待値は記載されているが、遺伝子群に分けたときの観察値・期待値、計算方法は記載されていない）。適合したとしても、該当する遺伝子群でハーディ・ワインベルグの法則に適合するといえるだけで、問題となっている三五一通りの多型に適用することはできない。このように、DNA型鑑定書の出現頻度分布表は、なんの根拠ももたないものである。

ＤＮＡ鑑定事件史

79年6月3日　足利市に住む五歳の幼女Ａちゃんが、自宅近くの八雲神社境内から行方不明となる。

6月9日　足利市田中町の渡良瀬川右岸河川敷で、前項の幼女が遺体で発見される。

81年6月27日　大分市の短大生（当時一八歳）がアパート「みどり荘」の自室で強姦、絞殺される事件が発生。

犯人の遺留物は、被害者の体内に残った少量の精液（Ｂ型）と、被害者が吐いたものと思われる唾の中に残るＢ型の血液のみ。

被害者の部屋のドア付近で争っている声や物音を聞いた者はだれもいないという。隣室の女性が、事件当日の状況についてだいたい次のようなことを証言している。
「被害者の部屋から聞こえてきた悲鳴と、物が倒れるような音に驚いて部屋のドアをノックすると、女性の悲鳴がした。怖くなって自室に戻ると女性のものと思われるうめき声が聞こえた。その後、一分間ほど普通の声の話し合いがあった。そしてまた人が暴れまわっているような物音がして、その合間に『神様、おゆるしください』と言う男の声が十回くらい繰り返されて静かになった。」

6月29日
みどり荘事件について、「顔見知りの犯行か」と報道（大分合同新聞）。
前項のように、被害者の部屋の前で争っているような声や物音を聞いている者がいないことなどからこういった記事が出たと思われる。

12月
みどり荘事件で、被害者の隣室に住む輿掛良一さん（当時二五歳）が、職場の同僚四人と酒を飲んでタクシーに乗り、口論のあげく運転手を殴ったとして「別件逮捕」される。後に、別人が殴ったことが判明し、釈放されるものの、みどり荘事件について検察官から聞かれる。

82年1月14日 『隣室の男逮捕へ　体毛、血液型が一致』（大分合同新聞）と報道。

輿掛良一さん、逮捕される。

輿掛さんと結びつくものは血液型が犯人と同じB型であるということだけだったが、決め手にはならず、物証になるとすれば毛髪だけであった。

事件発生後の七月六日に掃除機で採取したという毛髪について、そのうちの三本が被疑者の毛髪と同一人に由来するものである可能性が考えられるとの結果が出たことがその根拠とされた。科学警察研究所によるこの鑑定結果は、事件発生後半年もたった八二年一月四日に大分署に送られてきている。

しかし、法医学界では、いわゆる毛髪鑑定は、遺伝子識別によるDNA鑑定は別として同一性識別の証拠とはできないとされている。

輿掛被告は当初は起訴事実を認めていたが、公判途中から、酒に酔って自室で寝ていた、自白は捜査員の誘導だとして、一転して無罪を主張。

84年11月17日 足利市大久保町の幼稚園児Yちゃん（当時五歳）が、自宅から三キロ離れたパチンコ店から、両親がパチンコをしている最中に行方不明となる。

86年3月8日 足利市大久保町の畑で、前項の幼女が白骨死体で発見される。死因は不明。

88年4月12日 深夜、東京の六本木で強姦致傷事件が発生。

8月12日 六本木強姦致傷事件判決。東京地裁刑事七部（裁判長 佐藤文哉）。石山昱夫東大教授（当時）が行ったＤＮＡフィンガープリント法を用いた鑑定によって懲役三年六月の実刑が言い渡される。被告人は控訴せず、刑は確定した。

8月22日 埼玉県入間市で、幼稚園児Ｒちゃん（当時四歳）が失踪する。入間川幼女殺人事件の発端。

10月3日 埼玉県飯能市の小学一年女児Ｓちゃん、失踪。

12月9日 川越市の幼稚園児Ｅちゃん（当時四歳）が誘拐され、同一五日、名栗村で他殺体となって発見される。

89年1月5日 名古屋市の縫製会社に勤めるY子さん（当時五二歳）が仕事始めから帰宅後、行方不明に。勤務先から出された捜索願を受け、愛知県警が同居人の男性を事情聴取。男性は関与を否定。

2月5日 女性の下半身と思われる死体の一部が名古屋港で発見される。

3月9日 みどり荘事件で、大分地裁（寺坂博裁判長）が輿掛被告に対し、無期懲役の判決を言い渡す。被告側は福岡高裁へ控訴。

6月6日 東京、江東区の保育園児A子ちゃん（当時五歳）が失踪。

6月11日 飯能市宮沢湖霊園で幼女のバラバラ死体が発見される。

7月23日 東京、五日市町に住むMさん（当時二六歳）が、八王子市の北郊、美山町の山中で、七歳の女児に対する猥褻行為があったとして現行犯逮捕される。

8月9日　M容疑者がA子ちゃん殺害を自供。翌日、幼児の頭蓋骨が奥多摩町の山中から発見される。東大の石山昱夫教授（当時）は宮沢湖霊園のバラバラ死体のDNA鑑定を行い、A子ちゃんとは別人と断定。『父母の血液を採取してもらい、これらについてDNA分析したわけです。〔中略〕ところが〔中略〕父母のDNAフィンガープリントと〔身体部分の〕幼児のそれとは符号している部分がありません。警察の方にその旨を報告し、貰い子の可能性は無いかと調べてもらったのです』（パンフレット「法医鑑定の虚と実」三五頁）。

警視庁は貰い子の可能性を否定。すると、石山教授は先の鑑定を誤りであったとし、死体をA子ちゃんのものであると訂正する。

「〔身体部分の〕DNAと〔被害者の〕両親の血液から得られたDNAについてDNA指紋分析を行ったところ、はっきりした結論は出なかった。というのは、死体からのDNAは、両親のそれからわずかにずれていたからである」（石山昱夫『法医学への招待』筑摩書房）

11月4日 横浜の坂本堤弁護士（当時三三歳）、妻都子さん（同時二九歳）、長男龍彦ちゃん（同一歳二カ月）の一家三人が行方不明となる。

11月11日 日本犯罪学会で、東大法医学教室の吉井富夫研究員（当時）と、石山昱夫教授（当時）の両氏が、「ＤＮＡが高度に分解した場合の個人識別」について研究発表。

この中で、江東区の幼女のものとされるバラバラ死体について、親子の鑑定を行ったところ、「本屍がその夫婦の子であるとする確度が相当に高くなる」としている。その確度について、数字の根拠も示さず、「九九・八％」としているのが不可解である。

90年5月12日 足利市の保育園児Ｍちゃん（当時四歳）が、市内のパチンコ店付近から行方不明になる。

5月13日 前項の幼女の他殺体が発見される。栃木県警が市内一帯にわたりローラー作戦を開始。独身者を中心にたばこのすいがらの任意提出、唾液（血液型）の検査を行う。

5月25日　愛知県瀬戸市川平町の山中で、前年二月発見の女性のバラバラ死体の頭部と思われる頭蓋骨が発見される。

前年二月発見の下半身とこの頭蓋骨とがＤＮＡ鑑定の結果、八九年一月から行方不明の女性のものと確認されたとして、愛知県警は殺人事件と断定。

ＤＮＡ鑑定は九〇年八月一日から、名古屋大学の勝又義直教授がＰＣＲ法と呼ばれる方法で、翌年二月九日まで行った。この鑑定で、血液型と組み合わせた出現頻度が〇・〇〇〇九（一〇〇〇人に〇・九人）と算出された。

9月12日　名古屋女性バラバラ殺人事件で、被害者の同居人であった建設作業員、Ｉさん（当時五〇歳）が逮捕される。

Ｉさんが、被害者のＹさんが行方不明となった前後に自宅で絞殺、浴室内で切断の上遺棄したというもの。

10月3日　名古屋地裁は前項の男性を殺人罪などで起訴。男性は捜査段階から全面否認を続けている。

91年1月22日 栃木県佐野市で強姦致傷事件が発生。

1月29日 栃木県小山市で強姦致傷事件が発生。

5月 栃木県小山市で起きた強姦致傷事件について、元造園業、Ａさん（当時四一歳）が容疑者として、水戸地方検察庁下妻支部から起訴される。

5月23日 「個人識別法として注目されている『ＤＮＡ（デオキシリボ核酸）鑑定』について警察庁は二十二日、鑑定方法などを統一したうえで制度として犯罪捜査に導入することを決めた。主要五警察本部では一九九二年度から、他でも九四年度までの実施を目指す。この鑑定制度の導入により、わずかな血痕、体液、皮膚片から個人の特定が可能となり、日本の犯罪捜査は指紋制度の発足（一九一一年）に次ぎ、新たな時代を迎える」（毎日新聞）との新聞報道が出る。

8月28日 警察庁はＤＮＡ鑑定機器費用を概算要求。

9月

水戸地検下妻支部は、栃木県佐野市で起きた強姦致傷事件についてもAさんを容疑者として起訴した。

Ａ容疑者は九一年二月、茨城県三和町内の酒店に押し入り、強盗の現行犯で逮捕され、調べの中で婦女暴行容疑が浮かび上がった、という。佐野市、小山市の事件とも、夜間に若い女性の運転する車を止めて押し入り乱暴するという同一の手口。しかし、Ａ容疑者は犯行を否認。そこで茨城県警などの合同捜査本部は犯人の体液などそれぞれの現場に残された資料と被告の血液について、従来の血液鑑定と同時にＤＮＡ鑑定を科学警察研究所に依頼した。

この鑑定の結果、「従来の血液型はもちろん、個人を三百六十五通りに分類できるＤＮＡ鑑定でも被告の型と現場の遺留資料の型がぴったり一致した」（読売新聞九一年一〇月八日）という。

公判で検察側は、ＤＮＡ鑑定書を証拠申請。被告弁護側の異議申し立てはなく、そのまま採用された。

10月

みどり荘事件控訴審で、物証が体毛だけであったことから、初めて裁判長の職権でＤＮＡ鑑定を依頼。福岡高等裁判所（前田一昭裁判長）。

鑑定を依頼された三澤章吾筑波大教授は、「七〇数本の体毛のうち、一本について被告と一致する」との鑑定結果を出した。

12月1日 読売新聞朝刊一面のトップに、足利市の幼女殺害事件で容疑者が浮かんだとの記事が出る。

「足利署の捜査本部は、三十日までに、容疑者として同市内の元運転手（45）を割り出した。一両日中にもこの男性に任意同行を求め、殺人、死体遺棄の疑いで事情を聴取、容疑が固まり次第逮捕する」「〔被害者の〕衣類に付着していた男の体液のDNA（デオキシリボ核酸）と元運転手のものが一致したことが決め手となった」

未明、市内に住む元幼稚園バス運転手Sさん（当時四五歳）が任意同行として連行される。

12月2日 未明、Sさんが逮捕される。

12月3日 「捜査本部は、Mちゃん（本名）の衣服に残されていた犯人のものとみられる残留物のＤＮＡを、内偵捜査中に入手した同Ｓ（本名）容疑者のＤＮＡと照合、逮捕の決め手の一つにした。同容疑者周辺から入手した残留物はごくわずかだったため、一致する確率は『千分の九百九十九』だという。今回の正式鑑定でＤＮＡが一致すれば、血液型（Ｂ型）の一致と合わせ、Ｍちゃん（本名）の衣類の残留物が同容疑者のものである確率は『百万分の九十九万九千九百九十九』と約千倍の確度に高まるという」（朝日新聞夕刊）。

12月5日 栃木県警が、Ｓさんの体の血液について、血液型とＤＮＡ型の鑑定を科学警察研究所に委嘱。

12月13日 科学警察研究所が、前項の鑑定結果を栃木県警に報告。
兵庫県姫路市坂元町のスナック「くみ」店内で同店の経営者、Ｋ子さん（当時四五歳）が殺される。

12月21日 Ｍちゃんに対する殺人、死体遺棄でＳさんが起訴される。
「〔七九年と八四年に〕同市内で起きた別の二件の幼女殺害事件について『二人と

も私がやりました』と自供した」（読売新聞九一年一二月二二日）。
松江市内のバーで同店の経営者、T子さん（当時五五歳）が殺される。

12月24日 七九年に起きたAちゃん殺害容疑でもSさん再逮捕。

12月26日 京都市木屋町のスナックで同店の経営者、Hさん（当時五五歳）が殺される。
警察庁が要求していたDNA型鑑定装置の購入費一億一六〇〇円が、平成四年度予算の局長折衝で認められる。
「同庁科学警察研究所が一昨年十月に確立したDNA型鑑定は、すでに約六十件の事件で実施され、今年九月以降、裁判でも証拠採用されている」（読売新聞九一年一二月二六日夕刊）。

12月28日 京都市内のスナックで、同店の経営者、M子さん（当時五一歳）が殺される。

12月30日 兵庫県姫路、京都、松江の三市で起きた連続四件のスナックママ殺人事件について、警察庁は、兵庫県警捜査本部が強盗殺人容疑で逮捕状を取ったN容疑者（当時三五歳）による犯行と断定。

現場に残された指紋や、同容疑者に似た男が現場付近で目撃されていることによるという。

92年1月7日 N容疑者がこの日午前、令状逮捕される。

2月13日 足利事件初公判。宇都宮地方裁判所（上田誠治裁判長）。S被告は起訴事実を認める。

なお、弁護側は、検察側から出された一六一点の証拠申請について、DNA鑑定に関する三通の鑑定書の採用に同意せず。検察側が鑑定人の証人尋問を申請。

2月20日 福岡県飯塚市で登校中の二人の少女が行方不明に。翌日、甘木市で遺体が発見された。

2月27日 佐野市と小山市で起きた強姦致傷事件で、婦女暴行、強盗致傷などの罪に問われたＡ被告に対し、水戸地裁下妻支部（市川頼明裁判長）は、懲役一〇年の実刑判決を下した。

被告人は、公訴事実のうち強盗致傷、銃刀法違反、窃盗については認めているが、強姦致傷については捜査段階から全面的に否認した。

佐野市、小山市の両事件で出た鑑定（坂井活子科学警察研究所技官）は、血液型と組み合わせた出現頻度をそれぞれ一六〇〇万分の一、七〇〇〇万分の一としている。裁判所は、目撃者や被害者の証言、犯行に使われた車両、犯行の手口などとあわせてＤＮＡ鑑定に証拠能力ありと認めた。

佐野市の事件について、犯行現場に遺留された犯人のたばこのすいがらに被告人と同じ血液型（ＡＢＯ式）の唾液が付着していたこと、被害者の車の助手席シートカバーや被害者の体内から検出の精液の血液型・ＤＮＡ型と、被告人から採取した血液型・ＤＮＡ型とを対照するといずれも同型であり、その出現頻度は一六〇〇万人に一人である、という。

小山市の事件については、被害者の車で犯人が使ったちり紙から精液が検出され、その血液型（ＡＢＯ式、ルイス式）・ＤＮＡ型と、被告人から採取した血液のそれとを対照すると、いずれも同型であり、その出現頻度が七〇〇〇万人に一人の確率になるとしている。
我が国で、ＤＮＡ鑑定が刑事裁判の証拠能力を認められた最初のケースである。
被告人は控訴せず、判決は確定した。

3月5日 足利事件第二回公判。栃木県警科学捜査研究所の福島康敏技官が出廷。「〔被害者の〕衣服から検出したのは血液型Ｂ型の人間の体液である」（下野新聞九二年三月六日）と証言した。

4月3日 連続スナックママ殺人事件で、京都地方検察庁は、Ｎ容疑者を京都市のスナック経営者二人に対する強盗殺人罪などで、一部否認のまま起訴した。

4月17日 『警視庁は十七日、指紋にかわる血液型の鑑定法として一線警察に導入するＤＮＡ（デオキシリボ核酸）鑑定の運用についてガイドラインを決め、全国の警察本部に通達した』（朝日新聞九二年四月一七日）

4月23日 足利事件第三回公判。向山明孝元科学警察研究所技官が出廷。「弁護側は、個人

識別の確率が『検出された体液がごく微量だったことから今回は千分の一・二にとどまった』との向山証人の証言を重視。『不特定多数の中から一人を特定できる指紋に比べ、確率が低すぎる』と指摘した」。法廷でＤＮＡ鑑定の「証拠能力そのものが争われたことはこれまでになく、弁護側は『遺伝子のプライバシー情報を含め、今の段階で証拠能力を認めることは危険』と主張している」（下野新聞九二年四月二四日）。

5月21日 足利事件第四回公判。弁護人は、「鑑定人向山明孝のＤＮＡ鑑定の採否につき」意見書を提出、「〔この〕ＤＮＡ鑑定自体採用すべきではなく、本鑑定についても結局反対せざるを得ない」とする。特に重要な反対理由として第五項にこう述べる。「前記のごとくデーターベースが多い程確率が高くなるとすれば」重大な問題をはらむこととなると。「しかし久保裁判長は同鑑定書の証拠能力を認め弁護側の異議申し立てを却下、二通とも証拠採用した」（下野新聞九二年五月二二日）。

7月23日 連続スナックママ殺人事件初公判。大阪地方裁判所刑事七部（七沢章裁判長）。裁判でＮ被告は、大阪事件以外の事件についてはすべて否認している。

公判では、坂井活子科学警察研究所技官によるＤＮＡ鑑定書二通が、検察官から証拠として提出されている。弁護人はこれに不同意としている。

10月7日 名古屋地裁は、名古屋女性バラバラ殺人事件公判で、弁護側がＤＮＡ鑑定書を不同意としたことを受け、勝又教授の証人尋問を、この日と同年一一月二五日の二度にわたり行った。

12月22日 足利事件第六回公判。Ｓ被告はこの日、それまでの態度を一変させ起訴事実を否認。被告人質問の中で、Ｓ被告は弁護人から、家族あてに無実を主張する手紙を送っていることを質問されたのに対し、「やってません」と供述。

12月9日 みどり荘事件の控訴審公判で、毛髪のＤＮＡ鑑定を行った三澤章吾筑波大教授の証人尋問が始まる。

93年7月7日 足利事件で宇都宮地裁（久保真人裁判長）は無期懲役の判決を言い渡す。「〔三三五通りという〕著しい多型性を示すＭＣＴ１１８型が一致したという事実がひとつの重要な間接事実となることは否定できず」と、型の一致に重きを置いている。
S被告は翌日、東京高裁に控訴した。

94年2月22日 大阪で起きた愛犬家連続殺人事件で、トラックの荷台で見つかった血痕と、そのトラックで運ばれたとされる被害者Sさんの遺体の血液と、DNA型が一致したと大阪府警と長野県警の共同捜査本部が発表した。

3月16日 名古屋女性バラバラ殺人事件判決。名古屋地裁（笹本忠男裁判長）。求刑通り無期懲役が言い渡される。被告・弁護側は控訴する方針。

4月28日 足利事件控訴審初公判。東京高等裁判所（高木俊夫裁判長）。

7月7日 大分「みどり荘事件」で、弁護団が輿掛良一被告の保釈を申請。

7月11日 福岡高等裁判所（金沢英一裁判長）は、保釈保証金三〇〇万円で輿掛被告の保釈を決定。

九一年、控訴審で当時の前田一昭裁判長が筑波大の三澤教授に依頼していた毛髪のDNA鑑定で、一致するとされた毛の長さが被告人のものと考えられないほど長いことや、鑑定書の根本的な部分に訂正が多く（鑑定書の作成年月日の平成五年七月三一日を、同年八月一〇日に訂正。証拠資料となる毛髪を採取した場所、区別した符号、台紙番号、毛髪番号などに合計二一箇所の誤り。輿掛被告のDNA数値・型と、被害者およびその姉のDNA数値・型にそれぞれ訂正があるなど）、信用性が薄いことなどが明らかとなり、弁護団が保釈を申請していた。

福岡高等検察庁が異議を申し立てる。

8月1日　福岡高等裁判所は、輿掛被告の保釈決定に対して福岡高等検察庁から出されていた異議申し立てを棄却する。

無期懲役で拘置中の被告が保釈されるのは極めて異例のことという。

9月22日　足利事件控訴審第四回公判。被害者の着ていた半袖下着のDNA鑑定を行った向山明孝元科学警察研究所技官が出廷する。

鑑定時、一〇〇〇人に一・二人とされた出現頻度が、その後のサンプル増に伴って一〇〇〇人に五・四人と変わっていることについて、「問題と思っていない」と述べた。しかし、鑑定に用いるマーカーが当時のものと現行のものとでは「精度に違いがあることは認め」（下野新聞九四年九月二三日）ている。

9月23日 飯塚事件でＫさん（当時五六歳）が殺人・死体遺棄の容疑で逮捕された。その決め手とされたのが、現場に残された血液・体液とＫさんの体液がＤＮＡ鑑定で一致したというものだった。Ｋさんは一貫して犯行を否定している。

10月6日 足利事件控訴審第五回公判。前項の向山元技官とともに下着を鑑定した、科学警察研究所の坂井活子技官が出廷。

坂井氏は、弁護側の「当時の鑑定では正確なＤＮＡ型が分からないと、学会のシンポジウムで指摘されている」との追及に、「鑑定当時、その問題点は分からなかった」（下野新聞九四年一〇月七日）などと述べた。

11月1日 足利事件控訴審第七回公判。Ｓ被告の逮捕以降、被告の取り調べに当たった当時の栃木県警の橋本文夫氏らが出廷。Ｓ被告を容疑者と特定した過程を説明して、

「DNA鑑定結果が一致したことだけが理由でなかった」（下野新聞九四年一一月二三日）と述べた。

95年2月23日 飯塚事件の初公判が福岡地裁で開かれた。現場に残されていた血液・体液のDNA鑑定が争点となった。

2月23日 アメリカ・ハワイ州にあるマンションの一室が火事になり、藤田小女姫さんが死体で発見された。さらに藤田小女姫さんの息子もホテルの駐車場で発見された。ホノルル市警察は、藤田さんの知人のAさんが、まず息子を自室に監禁して、小女姫さんからカネを取ろうとして失敗、二人を殺害したとしてAさんを逮捕した。

2月27日 藤田小女姫事件をめぐりホノルル地裁で事実審理が始まった。物証が乏しい中で起訴の決め手となったのが、Aさんの部屋で見つかった血痕と、息子のDNA型が一致したというものだった。このDNA型を鑑定した機関は、O・J・シンプソン事件の鑑定を行った民間の研究所だった。

2月28日　目黒公証役場の事務長・仮谷清志さん（当時六八歳）拉致事件が発生。（仮谷さん監禁致死事件）その後警視庁の捜査が急ピッチで進んだが、仮谷さんの拉致に使われたワゴン車の確認にDNA鑑定が使われたとされる。

4月10日　イギリスで、DNA鑑定の分析記録を管理する制度の運用が始まった。起訴された被告に対しては、本人の了解なしに血液などを採取することができ、しかもデータベースに保管できるようになった。世界で最初のことである。

5月23日　藤田小女姫事件でホノルル地裁陪審は、Aさんに有罪の判決を下した。

6月30日　福岡高裁（永松昭次郎裁判長）は、大分みどり荘事件控訴審で、一審の無期懲役を破棄し、逆転無罪とする判決を言い渡した。永松裁判長は、毛髪のDNA鑑定について「『鑑定書の測定は不正確だった』と技術的欠陥を認めた鑑定者の公判証言を引用し、信用性を否定」（毎日新聞九五年七月一日）した。DNA鑑定の信用性を否定する司法判断が下されたのは初めてのことである。

9月6日　「〔八九年一一月から行方不明となっていた〕横浜の坂本堤弁護士夫妻の遺体を発見」と、新聞やテレビが一斉に報道。

9月11日　連続スナックママ殺人事件で、大阪地裁（松本芳希裁判長）は、N被告に求刑通り死刑の判決を言い渡した。松本裁判長は、松江市で起きた事件については「N被告（本名）のジャンパーに付着していた血痕がDNA（デオキシリボ核酸）鑑定で被害者の血液と一致したことなどを挙げ、被告の犯行」（毎日新聞九五年九月一二日）であるとする判断を下した。被告側は即日控訴した。

9月17日　横浜の坂本弁護士夫妻の遺体発見に関する続報を、朝日新聞はこう伝えている。「都子さん遺体特定」「〔富山県魚津市の山中で発見された〕遺体は、歯の治療痕から妻都子さん（〔当時〕二十九歳）に間違いないと、警視庁と神奈川県警の合同特別捜査本部が特定したことが十六日、わかった。残る龍彦ちゃん（〔当時〕一歳二カ月）とみられる遺体についてもDNA鑑定などを進めている。〔中略〕最終的には、生前の写真やビデオをもとにした身体的特徴の照合や、DNA鑑定の結果をみて今週にも特定する。」

9月22日 午前七時のNHKニュースは、同月六日に富山県魚津市の山中から見つかった遺体が、DNA鑑定などで坂本弁護士の妻都子さんのものと確認されたと報じた。

10月3日 前妻の殺人容疑で起訴されていた、元フットボールの黒人スター選手のO・J・シンプソン被告に対して、アメリカ・ロサンゼルス上級裁判所陪審は、無罪の評決を下した。

この裁判では、DNA鑑定により被告が犯人である確率は一億七〇〇〇万分の一と鑑定者が証言したが、人種差別が前面に出た結果、全米中の注目を集め、最終的に無罪となった。

11月5日 NHKの九州地方の番組・ズームアップ九州で『揺らぐDNA鑑定』が放映される。大分みどり荘事件と足利事件を中心にDNA鑑定の問題点が指摘される。

96年1月18日 東京高裁（高木俊夫裁判長）で、足利事件控訴審の弁護側・検察側双方の最終弁論が行われた。弁護側は「DNA鑑定はその方法などに多くの疑問があり証拠能力自体否定される。あくまで血液型の一種と理解すべき」と述べ、死体所見など客観的事実と被告の自白とに矛盾点が多いのは「DNA鑑定を過信して被告を犯人と決め付けた」(東京新聞・栃木版九六年一月一九日)ためと主張し、無罪判決を求めた。判決は五月九日に言い渡される。

2月2日 NHK教育テレビ・ETV特集で、前年放映された『揺らぐDNA鑑定』が、飯塚事件が加わり時間が延長され、再放映される。その中で、飯塚事件での鑑定の問題点が指摘された。

5月9日 足利事件東京高裁で控訴棄却の判決
ただちに最高裁に上告

99年 日本、国家バイオテクノロジー戦略開始、ヒトゲノム解析に集中投資

00年6月26日 セレーラ社がヒトゲノム解析で構造解析終了宣言、ホワイトハウスでヒトゲノム解析終了の儀式

7月18日 足利事件最高裁が上告棄却の決定、翌一九日Sさんただちに異議申し立て書を提出、二一日には弁護団も異議申し立て書を提出するが、二七日に最高裁がこの異議申し立てを却下する。

7月28日 足利事件でSさんが日弁連人権擁護委員会と栃木県弁護士会人権擁護委員会に人権救済申し立てを行う

01年

1月 日弁連足利事件調査委員会が発足

9月11日 ニューヨークなどで起きた同時多発テロで、被災者の身元確認にDNA鑑定活用される

02年

12月20日 日弁連が足利事件を冤罪と認定し、再審支援を機関決定、二五日にSさんは宇都宮地裁に再審請求する

03年 三〇万人遺伝子バンク計画スタート

04年12月17日　警察庁がデータベース化したＤＮＡ情報検索システムの運用を開始

12月26日　インド洋スマトラ島沖で起きた地震による大津波で、被災者の身元確認にＤＮＡ鑑定活用される

05年1月26日　独立行政法人・理化学研究所と科学警察研究所がＤＮＡ鑑定技術開発のための共同研究契約を結ぶ

2月3日　『ネイチャー』誌が帝京大学が行った横田めぐみさん遺骨のＤＮＡ鑑定について疑問を呈する記事を発表

9月1日　国家公安委員会が容疑者ＤＮＡ型データベースの運用を開始

参考文献

DNA鑑定について

藤永恵 編『遺伝子増幅PCR法』共立出版
原田勝二編『ヒトDNA Polymorphism』東洋書店
DNA問題研究会編『遺伝子治療』社会評論社
田淵浩二・川口浩一「刑事手続における『DNA分析』の法的問題」奈良法学会雑誌三巻一号・二号、九〇年
『法律時報』九三年二月号特集「DNA鑑定と刑事手続」

科学警察研究所の関連論文

『科学警察研究所報告 法科学編』四五巻一号九二年二月号

『科学警察研究所報告　法科学編』四六巻三号九三年八月号
瀬田季茂「法科学における個人識別――ＤＮＡ型分析を中心として――」『警察学論集』九一年二月号
岡田薫「ＤＮＡ型と個人識別」『警察学論集』九二年二月号
瀬田季茂「科警研ＤＮＡ型分析の技術的評価に関する一考察」『警察学論集』九三年一〇月号

足利事件関連

三浦英明「ルポ足利事件　ＤＮＡ鑑定の怪」『法学セミナー』九四年三月号
控訴審弁護団『控訴趣意書』九三年一二月
小林篤「一審有罪『足利幼女殺人事件』の謎を追え　ＤＮＡは真犯人を明かしたか」『現代』九四年一二月号

大分みどり荘事件関連

小林道雄「女子大生暴行殺人事件――ある『夢遊裁判』の記録」『現代』九一年一一月号
小林道雄『日本の刑事司法――なにが問題なのか』岩波ブックレット、九二年五月
小林道雄『夢遊裁判　なぜ「自白」したのか』講談社、九三年六月

小林道雄・山際永三対談「〃みどり荘事件〃と冤罪の構造」『狭山差別裁判』九四年九・一〇・一一月号
輿掛さんの冤罪を晴らし、警察の代用監獄をなくす会・会報『無罪』第一〇〜一六号
人権と報道・連絡会「シンポジウム――報道の冤罪加担」資料、九四年六月一一日
九四年四月二〇日付弁護側「意見書」
九四年一一月一六日付弁護側「意見書」
DNA多型研究会編『DNA多型二巻マイクロサテライトの多型と応用』東洋書店、九四年七月
山本啓一・丸山工作『筋肉』化学同人
丸山工作『アクチンと調節タンパク質』東京大学出版会

幼女連続誘拐殺人事件（M君事件）関連

石山昱夫「精神鑑定の虚と実」九一年二月の東大最終講義
石山昱夫『法医学への招待』ちくまライブラリー、九一年九月
佐久間哲夫『恐るべき証人――東大法医学教室の事件簿』悠飛社、九一年五月
三浦英明「幼女連続誘拐殺人事件」『法学セミナー』、九三年四、五、六月号
木下信男「虚構の犯罪」パンフレット、九三年六月

M君裁判を考える会『会報』第二号

＊　科学警察研究所報告は国会図書館、科学技術情報センター情報資料館にあります。

＊　ハーディ・ワインベルグの法則、χ検定については、大羽滋『集団の遺伝』東京大学出版会、D・L・ハートル『集団遺伝学入門』培風館、R・H・タマリン『遺伝学』培風館、石居進『生物統計学入門』培風館を参考にしました。

＊　第4章・足利事件は、法学セミナー九四年三月号所収「ルポ足利事件DNA鑑定の怪」（三浦英明著）をもとに、DNA型鑑定部分を中心に、大幅に加筆・修正したものです。

＊　大分みどり荘事件・公判経過については、小林道雄著『夢遊裁判』、輿掛さんの冤罪を晴らし、警察の代用監獄をなくす会・会報『無罪』に、大変お世話になりました。

あとがき

足利事件の判決公判が、九六年五月九日開かれた。結果は「控訴棄却」で、一審判決どおり無期懲役となった。Sさんと弁護団はこれを不服として、一〇日最高裁に上告した。

控訴審判決は、「本件DNA鑑定に証拠能力を認めた原判断に誤りはない」「重要な積極証拠として評価することができる」とし、自白については「事情聴取当日に早くも行われ」「原審の審理後半以降、当審にいたる否認供述にもかかわらず」、合理的疑いを容れる余地はないとした。一審判決と同じように、DNA型鑑定と自白について、ことばの大部分を費やしている。

判決文を聞いて、まず気がついた点は福島康敏、向山明孝、坂井活子、佐藤元、橋本文夫、芳村武夫、福島章、上山滋太郎など捜査官、学者の調書、発言を最大限信用していることである。弁護側の疑問に対しては、「それやこれや」あるとしながらも、まるで取り上げず、門前ばらいの形となった。

公判の最後に、Sさんは挙手して「自分はやってません。はっきり言います」と述べた。高木裁判長は「言い分は検討したんだけど、我々としては残念ながら聞き入れるわけにはいかない」とつっぱねた。

弁護団は公判後の集会で、弁護側が指摘した事柄で、判決の中で触れられなかった点を述べた。一つはAちゃんの顔についていた砂、二つは現場付近でマラソンを練習していた人が犯行当日、自転車を目撃していないこと、三つはゴルフを練習していた人が目撃したのは、女の子を連れた中年の男性で、自転車ではなかったことを、なぜか故意に無視しているのである。顔面の砂についていては、弁護側が再三、証拠開示を求めたが、検察側が証拠として提出できるものは何もないという理由で、砂に関する証拠をまるで提出しなかった経緯がある。砂の件は、殺害現場の特定に有力な証拠となりうるものであり、提出に消極的な検察、裁判所の姿勢には疑問を持たざるをえない。

九五年六月みどり荘事件で、DNA型鑑定の信用性が否定された。これを受け、NHKでは九五年一一月、九州ローカルで「揺らぐDNA鑑定——犯罪捜査の新たな争点」(みどり荘事件、足利事件)を放映、九六年二月にはNHK全国ネットでさきの二事件に加え、飯塚事件を取り上げた。このあたりまでは、DNA型鑑定に対する疑問が出ていたが、九六年四月二六日Oさんが逮捕され、DNA一致の記事が出ると、様相は一変してしまった。この流れに足利事件の控訴審判決が位置づけられる。OさんのDNA型鑑定は、石山昱夫ら帝京大グループが九五年五月に日本法医学会で報告した「PCR—MVR法によるMCT118型分析」によるもののようだ。当事件の一連の報道をテレビで見ると、DNA型鑑定の説明が不明確である。DNA一致といっても、別に塩基配列がすべて一致しているという意味ではない。警察のMCT118法は、個人の一六塩基の繰り返しの数を比較するのにすぎないのに、この点誤解をしている人が多いのは残念である。

五月一六日朝日新聞朝刊には「今冬から『TH01型』という新しい方法が加わる。十一番目の染色体の『TH01』という部分を調べるものだ」と出ていた。『警察白書』や日本法医学会（九四年）で科学警察研究所が報告しているので、いずれ出てくると思っていたが、ようやく登場のようだ。

最後に、DNA型鑑定というと、警察に気兼ねをしてか、学者の率直な発言が少ないことが気がかりである。学者が発言しても、抽象的な物言いで、素人には今いちわかりづらいのが現実である。警察も、DNA型鑑定の普及をうたいながら、DNA多型研究会学術集会で、中村祐輔、笠井賢太郎の報告が、単行本から省かれるなど、姿勢に疑問は多い。

（三浦英明）

＊

「DNA鑑定」という言葉自体が、科学的で絶対のものと思わせるイメージをもっている。指紋以上に個々人を識別できる鑑定方法だと思わせている。

確かに人間は、一人一人違っており、遺伝子がその違いをもたらしている。誰もが抱いてしまうそのような間違ったイメージを、警察が利用してきたことは、否定できないし、マスコミもまた正確に伝えてこなかった。

客観的評価ではなく、イメージのほうが先行してしまった。そのことが新しい冤罪を生み出してきた。それがいかに虚構の上に築かれているかを示すことが、この本の目的である。幸いなことに、大分みどり荘事件では、被疑者・弁護団、支援者の努力によって、この鑑定法がもつ問題点の一部を浮き彫りにすることができ、逆転無罪を勝ち取った。

現在のDNA鑑定は、血液型と同じ「型の判定」であり、「違いをはっきりさせることはできても、同一であることをはっきりさせることはできない」のである。これは血液型などの鑑定方法と組み合わせて、いくら確率を高くしても、普遍的に通じる論理である。あくまでも補足的なものであって、絶対的なものではない。

そのため、DNA鑑定が一致したからといって、犯人だと決めつけることはできない。犯人の確率がいくら高くなったといっても、決定的な役割をはたすことはできない。逆に、不一致の場合、犯人ではないことがはっきりする。この原則をはっきりさせることが重要である。今日、DNA鑑定に基づいて行われている逮捕や判決は、そのような理解の上になされていない。そこに今日のこの鑑定の問題点が集約されるといっていい。

しかし将来を展望したとき、そうとばかりはいってられない。現在、すでに塩基配列の一つ一つを見るシークエンス解析などの新しい鑑定法が開発されている。将来的には、一人一人の違いが分かる部分を鑑定に用いる可能性も出てきている。ＤＮＡ鑑定新時代はすぐそこまできているのだ。

しかも、警察に収集される個人情報としてのＤＮＡ鑑定が蓄積されていけば、高度情報管理社会に通じる道を開くことになる。現在でも数多くの個人情報が国家の手によって掌握されており、その数は増大の一途を辿っている。そこにＤＮＡ情報が加われば、一種の情報ファシズムが現出する危険性が出てくる。

ＤＮＡ鑑定の悪用を防ぎ、冤罪をもたらさないようにするためには、この鑑定の乱用を防ぐシステムを確立する必要がある。基本的には科学警察研究所だけが行っている現在のシステムを改め、第三者機関によるチェック機構が必要である。また、同時に、情報管理社会への道を防ぐために、私たち市民の絶え間ない監視が必要である。

増補改訂版の発行に際し、「第8章　その後のＤＮＡ鑑定」を加え、ＤＮＡ鑑定事件史に最新年表を追加した。

（天笠啓祐）

【著者略歴】

天笠啓祐（あまがさ　けいすけ）

1947年東京都生まれ、早稲田大学理工学部卒、ＤＮＡ問題研究会会員、フリー・ジャーナリスト。

著書に『電磁波はなぜ恐いか』『ハイテク食品は危ない』（緑風出版）、『地球汚染』（柘植書房）、『脳死は密室殺人である』（ネスコ）、『電磁波の恐怖』（晩聲社）、『優生操作の悪夢』（社会評論社）、『医療と人権』（解放出版社）ほかがある。

三浦英明（みうら　ひであき）

1949年東京都生まれ、早稲田大学第一文学部卒業。現在、ＤＮＡ問題研究会会員、人権と報道・連絡会会員、M君裁判を考える会会員、菅家さんを支える会・東京会員。

小見由香里（おみ　ゆかり）

1967年京都府生まれ、大阪早稲田速記秘書専門学校を卒業後、３年間同校で速記講師。93年から足利事件の菅家さんを支える会会員になる。

DNA鑑定――科学の名による冤罪【増補改訂版】

2006年2月20日　初版第1刷発行　　定価2200円＋税
2006年7月10日　初版第2刷発行

著　者　天笠啓祐・三浦英明
発行者　高須次郎
発行所　株式会社 緑風出版
〒113-0033　東京都文京区本郷2-17-5ツイン壱岐坂102
TEL 03-3812-9420　FAX 03-3812-7262　振替00100-9-30776

装　幀　堀内朝彦
制　作　R企画
印　刷　長野印刷商工・巣鴨美術印刷
製　本　トキワ製本所
用　紙　木邨紙業　　E1000（ET2000）

Printed in Japan　　ISBN4-8461-0603-9　C0036